essentials

Essentials liefern aktuelles Wissen in konzentrierter Form. Die Essenz dessen, worauf es als „State-of-the-Art" in der gegenwärtigen Fachdiskussion oder in der Praxis ankommt. Essentials informieren schnell, unkompliziert und verständlich

• als Einführung in ein aktuelles Thema aus Ihrem Fachgebiet
• als Einstieg in ein für Sie noch unbekanntes Themenfeld
• als Einblick, um zum Thema mitreden zu können.

Die Bücher in elektronischer und gedruckter Form bringen das Expertenwissen von Springer-Fachautoren kompakt zur Darstellung. Sie sind besonders für die Nutzung als eBook auf Tablet-PCs, eBook-Readern und Smartphones geeignet.

Essentials: Wissensbausteine aus den Wirtschafts, Sozial- und Geisteswissenschaften, aus Technik und Naturwissenschaften sowie aus Medizin, Psychologie und Gesundheitsberufen. Von renommierten Autoren aller Springer-Verlagsmarken.

Dominik Maurer

Hyperbare Oxygenation bei Wundheilungsstörungen

Therapeutisch nutzbare Effekte bei chronischen Wunden und klinische Datenlage

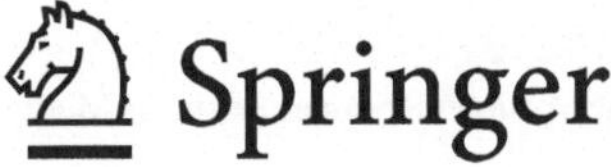

Dominik Maurer
Medizinische Universität Graz
Graz
Österreich

ISSN 2197-6708   ISSN 2197-6716 (electronic)
essentials
ISBN 978-3-658-11734-4   ISBN 978-3-658-11735-1 (eBook)
DOI 10.1007/978-3-658-11735-1

Die Deutsche Nationalbibliothek verzeichnet diese Publikation in der Deutschen Nationalbibliografie; detaillierte bibliografische Daten sind im Internet über http://dnb.d-nb.de abrufbar.

Springer
© Springer Fachmedien Wiesbaden 2016

Gedruckt auf säurefreiem und chlorfrei gebleichtem Papier

Springer Fachmedien Wiesbaden ist Teil der Fachverlagsgruppe Springer Science+Business Media
(www.springer.com)

Was Sie in diesem Essential finden können

In diesem Essential erhält der Leser Einblicke in die Wirkungsweisen der HBO bei Wundheilungsprozessen und die Möglichkeiten des klinischen Einsatzes bei chronischen Wunden unterschiedlichster Genese. Dazu wird einleitend zunächst die Pathophysiologie der Wundheilung mit den einzelnen Wundheilungsphasen erläutert. Darauf aufbauend werden dem Leser die therapeutisch nutzbaren HBO-Effekte bei chronisch nicht-heilenden Wunden dargestellt. Zentrale HBO-Effekte stellen in diesem Zusammenhang vor allem die Gefäß- und Gewebeneubildung unter hyperbaren Oxygenationsbedingungen dar. Schließlich werden in diesem Essential die zwei wichtigsten Anwendungsgebiete der HBO in der Wundheilung – das diabetische Fußsyndrom sowie die chronischen Radionekrosen – ausgewertet und die aktuelle klinische Datenlage zusammengefasst.

Vorwort

Grundlage dieses Essentials bildet meine Diplomarbeit zum Abschluss des Medizinstudiums an der Medizinischen Universität Graz. Neben dem Essential über die Rolle der HBO in der Wundheilung haben sich aus meiner Diplomarbeit auch folgende, weitere Essentials zur Thematik der hyperbaren Sauerstofftherapie entwickelt: Anwendung bei Infektionskrankheiten, in der Neurologie und Neurotraumatologie, Toxikologie sowie bei akuten Ischämien. Das Institut der Medizinischen Universität Graz, an dem die Arbeit entstanden ist, gehört zu den größten und renommiertesten HBO-Zentren Europas und verfügt über die größte Druckkammer in Westeuropa. An dieser Stelle geht mein Dank an die Leiterin der Abteilung für Thorax- und hyperbare Chirurgie des LKH Graz, Frau Prof. Freyja-Maria Smolle-Jüttner für die fachliche Beratung und hervorragende Zusammenarbeit.

Ich danke dem Springer Verlag für die Möglichkeit die Arbeit auf diesem Wege veröffentlichen zu können und wünsche allen Lesern einen interessanten Einblick in die Thematik der hyperbaren Oxygenation und den Stellenwert bei der Behandlung chronischer Wunden.

Linz im Juni 2015   Dr. Dominik Maurer

Inhaltsverzeichnis

„Der chronische Wundpatient" 1

Das Vorliegen einer Wundheilungsstörung ist definiert als eine Wunde, welche trotz ausreichender Therapiemaßnahmen über 4 Wochen persistiert und nur mäßige Heilungstendenz zeigt. Oft jedoch ist bei den Patienten nicht nur die Wunde als alleinige Erkrankung das Problem, sondern viel mehr Symptom einer zugrunde liegenden Systemerkrankung wie Diabetes mellitus, chronisch venöse Insuffizienz oder arterielle Durchblutungsstörungen. Zudem wird vor allem bei diabetischen Patienten die Entstehung einer chronischen Wunde oft zu spät bemerkt, da aufgrund einer diabetischen Polyneuropathie die Sensorik der Patienten deutlich abgeschwächt ist.

In der klinischen Praxis stellt die Behandlung chronischer Wunden hohe Anforderung an das medizinische Personal dar und erfordert in der Regel ein multimodales, interdisziplinäres Therapiekonzept. Ein patientenorientiertes Ineinandergreifen verschiedener (medizinischer) Berufsgruppen ist die Voraussetzung für eine erfolgreiche Wundtherapie, wie folgende Abb. 1.1 verdeutlichen soll.

Neben der fachlichen Expertise in der Behandlung chronischer Wunden ist jedoch auch das Verständnis um die unterschiedlichsten Belastungen der Patienten mit chronischen Wunden von entscheidender Bedeutung. Keinesfalls darf in der Behandlung nur der Wundtherapie selbst Beachtung geschenkt werden. Im Sinne der ganzheitlichen Medizin ist das Wissen um psychische und soziale Probleme bei Wundpatienten unumgänglich.

Wie in Abb. 1.2 dargestellt, sind Patienten mit chronischen Wunden einer Vielzahl unterschiedlichster psycho-sozialer Belastungen ausgesetzt, welche oft zu sozialem Rückzug und psychischen Komorbiditäten führen. Einschränkungen im Alltagsleben durch Schmerz, Mobilitätsverlust, Verlust sozialer Kontakte sowie nicht selten die Gefährdung der Arbeitsfähigkeit sind nur einige Probleme, mit denen Wundpatienten zu kämpfen haben.

© Springer Fachmedien Wiesbaden 2016   1
D. Maurer, *Hyperbare Oxygenation bei Wundheilungsstörungen*, essentials,
DOI 10.1007/978-3-658-11735-1_1

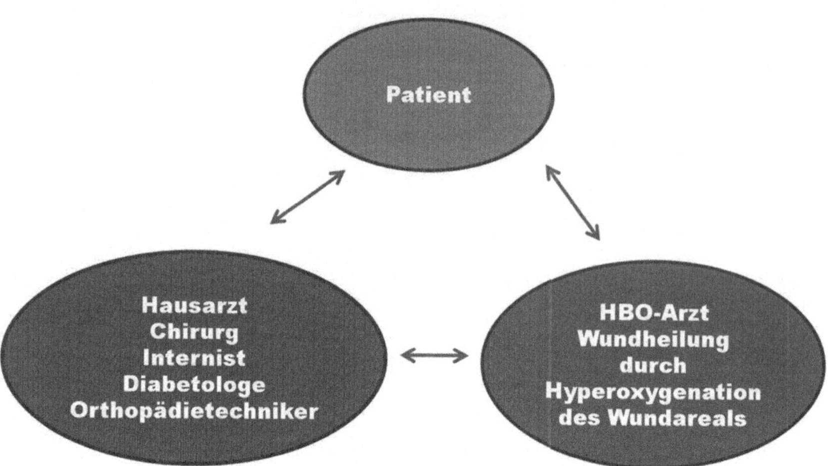

Abb. 1.1 Interdisziplinäre Zusammenarbeit in der Wundtherapie. (Druckkammerzentrum Traunstein, 2014)

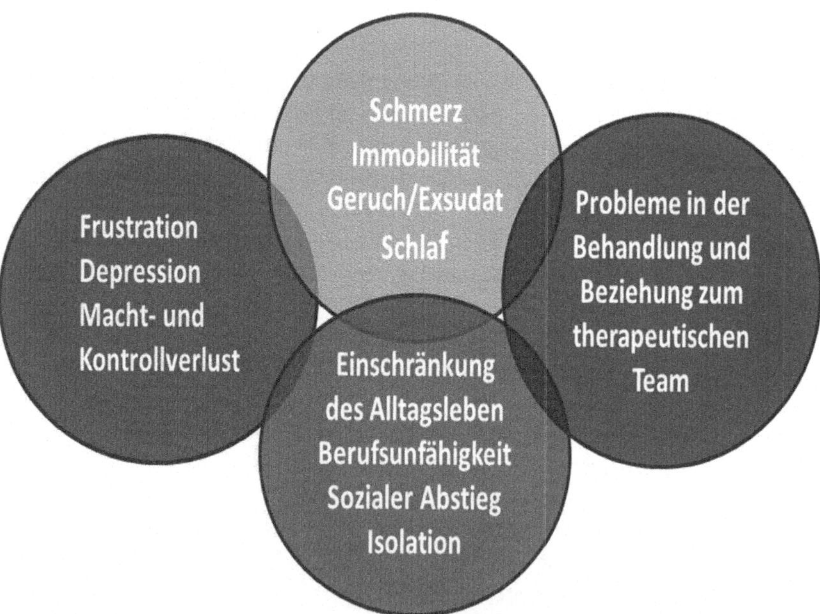

Abb. 1.2 Belastungsfaktoren von Wundpatienten. (S3-Leitlinie 091-001 „Lokaltherapie chronischer Wunden bei den Risiken CVI, PAVK und Diabetes mellitus", Stand:2012)

Epidemiologie der Wundheilungsstörung

2

2.1 Daten aus Deutschland

In Deutschland leiden circa 3–10 % der Gesamtbevölkerung an einer chronischen, nicht heilenden Wunde, wobei hinsichtlich der Entstehungsursache vor allem die chronisch venöse Insuffizienz sowie das diabetische Fußsyndrom führend sind. Zudem leiden ca. 15–20 % der über 70-Jährigen an einer peripher arteriellen Durchblutungsstörung (pAVK). Das Hauptproblem der Wundheilungsstörung liegt zum einen an der hohen Rezidivhäufigkeit mit über 60 % der behandelten Patienten. Andererseits kann trotz interdisziplinärer Behandlung, multimodalem Wundmanagement und suffizienter Patientencompliance oft eine Amputation der betroffenen Extremität als ultima ratio nicht verhindert werden. Nach aktuellen Daten sind in Deutschland jährlich ca. 29.000 Minor- und Majoramputationen bei Patienten mit chronischen Wundheilungsstörungen notwendig (Rüttermann et al. 2013).

2.2 Daten aus Österreich

In Österreich sind etwa 2 % der Bevölkerung von chronischen, nicht heilenden Wunden betroffen, wobei durch die demographische Entwicklung und Zunahme an Patienten mit multiplen Komorbiditäten in Zukunft ein weiterer Inzidenzanstieg zu erwarten ist (Breier et al. 2008; Schenk 2007). Chronische Wunden stellen nicht nur für den Betroffenen eine massive Einschränkung seiner Lebensqualität dar, sondern sind auch mit einer erheblichen Belastung des Gesundheitssystems verbunden. Nach Angaben der Österreichischen Gesellschaft für Wundbehandlung werden die Kosten für die Behandlung chronischer Wunden auf über 400 Mio. € geschätzt (Austrian wound assoziation 2012). Aus diesem Grund sind neben der

© Springer Fachmedien Wiesbaden 2016
D. Maurer, *Hyperbare Oxygenation bei Wundheilungsstörungen*, essentials,
DOI 10.1007/978-3-658-11735-1_2

Verbesserung prophylaktischer Maßnahmen auch bisherige therapeutische Ansätze zu optimieren und neue, additive Therapieformen zu evaluieren (Schenk 2007). Im Nachfolgenden werden anhand der aktuellen Studienlage die Einflüsse der hyperbaren Sauerstofftherapie auf chronische Wunden, mit spezieller Betrachtung des diabetischen Fußsyndroms sowie chronischer Weichteil- und Osteoradionekrosen beleuchtet. Beide Krankheitsbilder sind von der UHMS für die hyperbare Oxygenation indiziert und durch den obersten Sanitätsrat Österreich anerkannt (Schenk 2007; Indications for hyperbaric oxygen therapy – undersea and hyperbaric medical society 2014).

Einflüsse der HBO auf Wundheilungsprozesse

Um die Einflüsse der hyperbaren Oxygenation auf die Wundheilung verstehen zu können, sind zunächst die wesentlichen pathophysiologischen Mechanismen des Wundheilungsprozesses sowie die zur Entstehung chronischer Wunden führenden Faktoren zu klären.

3.1 Pathophysiologie der Wundheilung

Nach Entstehung einer Wunde über Gewebedestruktion und Integritätsverlust kann der resultierende Defekt generell über zwei grundlegende Mechanismen verschlossen werden. Im Rahmen der Regeneration (gewebespezifischer Ersatz) erfolgt der Wundverschluss bzw. die Wiederherstellung des verlorenen gegangenen Gewebes über die Ausbildung eines morphologisch identen Gewebes. Diese so genannte Restitutio ad integrum ist primär auf Epidermis und Schleimhäute begrenzt und führt durch Migration und Proliferation von Basalzellen zur Wiederherstellung der Hautoberfläche ohne Narbenbildung (Lippert 2012).

Bei der Reparation (gewebsunspezifischer Ersatz), dem zweiten, weitaus häufigeren Wundheilungsmechanismus, heilt die entstandene Wunde über die Ausbildung von faserreichem Narbengewebe ab. Obgleich die chemische Zusammensetzung einer Hautnarbe der normalen Haut sehr ähnelt, ist durch die überwiegend parallele Anordnung der Kollagenfasern die Narbe weniger elastisch und reißfest (Lippert 2012). Die über den Mechanismus der Reparation ablaufende Wundheilung kann zudem in eine primäre Wundheilung (sanatio per primam intentionem) sowie in eine sekundäre Wundheilung (sanatio per secundam intentionem) unterteilt werden. Während bei der primären Wundheilung der Wundverschluss über einen dünnen, neu gebildeten Bindegewebsspalt abläuft, ist das Charakteristikum der sekundären Wundheilung die Ausfüllung des Gewebedefekts über ein Granu-

© Springer Fachmedien Wiesbaden 2016
D. Maurer, *Hyperbare Oxygenation bei Wundheilungsstörungen*, essentials,
DOI 10.1007/978-3-658-11735-1_3

lationsgewebe. Obwohl beide Heilungsvorgänge qualitativ identisch einzustufen sind, resultiert die sekundäre, länger dauernde Wundheilung häufig in der Ausbildung einer breiten, eingezogenen, sowie kosmetisch und funktionell störenden Narbe (Lippert 2012; Schumpelick et al. 2006).

Bezogen auf den zeitlichen Ablauf wird der Prozess der Wundheilung in vier verschiedene Wundheilungsphasen unterteilt, wobei in Anbetracht der Dynamik des Wundheilungsprozesses Überlappungen der einzelnen Phasen möglich sind (Lippert 2012):

1. *Exsudative Phase*

Unmittelbar nach der Gewebeverletzung kommt es über die Kapillaren zum Bluteinstrom in die Wunde. Die darauf induzierte Blutgerinnung stellt den ersten Prozess der Wundheilung dar. Nach initialer, kurzzeitiger Vasokonstriktion in der Wunde werden über eine konsekutive Vasodilatation vermehrt Thrombozyten, Leukozyten und Fibroblasten zum Wundareal geführt. Als Antwort auf die durch mechanische Schädigung freiliegenden Kollagenstrukturen resultiert eine sofortige Aggregation von Thrombozyten. Durch den Kontakt mit der Extrazellularmatrix sezernieren die Thrombozyten eine Reihe von Zytokinen und Wachstumsfaktoren wie PDGF, TGF-β, EGF, VEGF und IGF-1, welche chemotaktisch auf die konsekutiv einwandernden Zellen der Wundheilung wirken. Durch die nachfolgende plasmatische Gerinnungskaskade mit Fibrinbildung erhält das hämostatische Blutkoagulum schließlich seine Widerstandsfähigkeit gegenüber mechanischer Belastung (Lippert 2012; Thackham et al. 2008).

2. *Resorptive Phase*

Die 2. Phase der Wundheilung ist gekennzeichnet durch die Einwanderung neutrophiler Granulozyten, Lymphozyten und Makrophagen ins Wundareal im Sinne einer inflammatorischen Reaktion. Nach Auflösung von abgestorbenem Gewebe durch Hydrolasen und Proteasen, erfolgt über die leukozytäre Phagozytose von Zelldebris und Mikroorganismen die Reinigung und Infektbekämpfung der Wunde. Zudem kommt es bei diesen Vorgängen erneut zur massiven Freisetzung von Wachstumsfaktoren, welche zur Anlockung von Fibroblasten aus der umliegenden Extrazellularmatrix führen und so zur Stimulation der Fibroblastenproliferation und Angiogense beitragen (Lippert 2012; Thackham et al. 2008).

3. *Proliferative Phase*

Die proliferative Phase ist gekennzeichnet durch die Ausbildung eines Granulationsgewebes und umfasst basierend auf der Fibroblasteneinwanderung die Prozesse der Angiogense und Reepithelialisierung der Wunde. Die über Chemotaxine angelockten aktivierten Fibroblasten produzieren einerseits Kollagene, Glykoproteine und Proteoglykane und sezernieren andererseits selbst Wachstumsfaktoren wie VEGF, TGF-β und PDGF. Diese Mischung der unterschiedlichen Wachstumsfaktoren führt zur Stimulation von vaskulären Endothelzellen, welche wiederum eine Reihe von Metalloproteasen freisetzen. Dadurch können vaskuläre Endothelzellen aus dem Gefäßverbund in Richtung Wundgebiet emigrieren und so die Angiogenese aus präexistenten Gefäßen initiieren. Zudem wird über die Vaskulogenese, der Formation von Blutgefäßen basierend auf der Differenzierung von Progenitorzellen, die Gefäßneubildung im Wundgebiet gefördert. Dabei kommt es zur Freisetzung von endothelialen Progenitorzellen aus dem Knochenmark mit nachfolgender Differenzierung und Aggregation am Wundgebiet. Die Revaskularisierungsvorgänge erlauben nun eine ausreichende Sauerstoffversorgung für die Ausfüllung der Wunde mit jungem Bindegewebe vom Defektrand her (Lippert 2012; Schumpelick et al. 2006; Thackham et al. 2008).

4. *Reparative Phase*

In dieser Phase kommt es durch Ersatz von Kollagen Typ III durch Kollagen Typ I sowie durch strukturelle Remodellierung zur Ausbildung eines faserreichen Bindegewebes. Durch die Differenzierung von Fibroblasten zu Myofibroblasten resultiert einerseits durch Wundkontraktionen eine Verkleinerung der Wundfläche, andererseits wird die Zugfestigkeit des neu gebildeten Gewebes verstärkt. Zudem wird in diesem Stadium der Wundheilung die Epithelialisierung abgeschlossen. Dabei lösen sich vermittelt durch Kollagenasen und Elastasen, Epithelzellen aus dem Zellverband der Wundränder und führen in weiterer Folge zur epithelialen Überhäutung des Gewebedefektes zum Wundzentrum hin. Neben der Epithelzellmigration kann die Epithelialisierung jedoch auch von, nach Wundsetzung übrig gebliebenen, Hautanhangsgebilden (z. B. Schweißdrüsen und Haarwurzeln) ihren Ausgang nehmen. Die unter der reepithelisierten Wundoberfläche ablaufenden kollagenen Umbauprozesse führen schließlich zur Ausbildung einer kapillar- und zellarmen weißen Bindegewebsnarbe (Lippert 2012; Schumpelick et al. 2006; Thackham et al. 2008).

In der nachfolgenden Abb. 3.1 sind die einzelnen Wundheilungsphasen mit den dabei ablaufenden immunologischen Vorgängen dargestellt.

Kommt es bei zugrundeliegenden Erkrankungen wie Diabetes mellitus, arterieller und/oder venöser Insuffizienz, Bluthochdruck oder nach therapeutischen Bestrahlungen zu Störungen der obig beschrieben Wundheilungsvorgänge, so resultieren daraus chronische, nicht-heilende Wunden (Kranke et al. 2012; Thackham et al. 2008). Der entscheidende pathogenetische Faktor bei der Entstehung von chronischen Wunden besteht in einer prolongierten Hypoxie im Wundbereich,

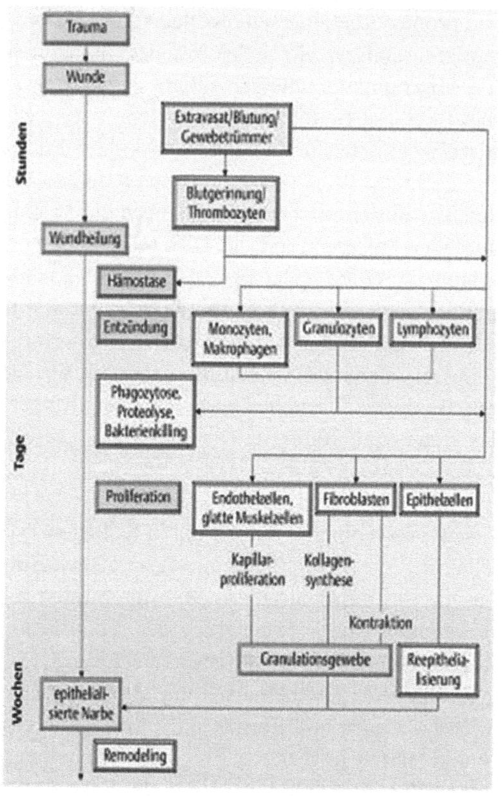

Abb. 3.1 Immunologische Vorgänge der Wundheilungsphasen. (Hirner und Weise 2008; Lippert 2012)

als Folge von mikro- und makroangiopathisch veränderten Gefäßen sowie bakterieller Wundkolonisation mit subsequenter Gewebsminderperfusion und Ödembildung (Schreml et al. 2010; Thackham et al. 2008). Durch eine überschießende Akkumulation von Entzündungszellen kommt es zum Verharren der chronischen Wunden in der inflammatorischen Phase. Dieser Überschuss an neutrophilen Granulozyten und Makrophagen führt einerseits zur Destruktion der für die Gewebsproliferation wichtigen Wachstumsfaktoren und andererseits zur vermehrten Sekretion von proteolytischen Enzymen, wodurch ein gesteigerter Kollagenabbau der Extrazellularmatrix resultiert. In letzter Konsequenz führt dies zur Ausbildung einer quantitativ und qualitativ minderwertigen Extrazellularmatrix (Schreml et al. 2010; Thackham et al. 2008).

3.2   Die Rolle des Sauerstoffs bei Wundheilungsprozessen

In Anbetracht der morphologischen Veränderungen, welche mit einer Gewebehypoxie bei chronischen Wunden einhergehen, wird ersichtlich, dass eine ausreichende Gewebeoxygenierung bei den verschiedenen Wundheilungsprozessen essentiell ist. So basiert in der inflammatorischen Phase die Abwehr von Mikroorganismen hauptsächlich auf der Bildung von freien Sauerstoffradikalen (ROS) durch neutrophile Granulozyten und Makrophagen. Die Produktion der ROS, wie H_2O_2 oder O^{2-}, läuft dabei über die sauerstoffabhängige NADPH-Oxidase ab (Rodriguez et al. 2008). Neben dem oxidativen Burst ist auch die leukozytäre Phagozytose auf molekularen Sauerstoff angewiesen. So zeigte sich in vitro, dass die Aktivität neutrophiler Granulozyten bei einem Sauerstoffpartialdruck von weniger als 40 mmHg eingestellt wird. Außer zur Immunabwehr wird der Großteil des im Wundgebiet verbrauchten Sauerstoffs für verschiedene Schritte der Kollagensynthese, Angiogenese und Epithelialisierung verwendet (Hopf und Rollins 2007). Bei der Kollagensynthese sind die posttranslationale Hydroxylierung von Prolin und Lysin und die damit einhergehende Ausbildung der Tripel-Helix des Prokollagenmoleküls von molekularem Sauerstoff abhängig. Fibroblasten benötigen zur Kollagenproduktion und –deposition eine Sauerstoffkonzentration von mindestens 30–40 mmHg (Rodriguez et al. 2008). Zusätzlich zur Kollagenproduktion beeinflusst ein ausreichend hoher pO_2 auch die Kollagenquervernetzung, einen wichtigen Faktor der Gewebefestigkeit im Wundgebiet. Experimentelle Studien an embryonalen Küken zeigten, dass die Quervernetzung des Kollagens in annähernd linearem Zusammenhang zur Steigerung der Sauerstoffkonzentration von 20 auf 95 vol% steht. Das bei der Kollagenquervernetzung entscheidende Enzym, die Lysyl-Oxidase, welche die Ausbildung von kovalenten Bindungen von Kollagenpeptiden katalysiert, benötigt für ihre Aktivität molekularen Sauerstoff (Mathieu 2006; Rodriguez et al. 2008). Im Rattenexperiment konnte nachgewiesen werden, dass die Zugfestigkeit des neu gebildeten Gewebes bei einer Steigerung der Sauerstoffkonzentration von 18 auf 70 vol% deutlich zunimmt. Bei einer Oxygenation mit 70 %igem Sauerstoff war die Zugfestigkeit des Gewebes gegenüber der Kontrollgruppe bereits um 35 % gesteigert (Mathieu 2006). Neben der Quervernetzung der Kollagenmoleküle scheint molekularer Sauerstoff auch eine Rolle bei der Verkleinerung der Wundfläche durch Wundkontraktion zu spielen, indem die Differenzierung von Fibroblasten zu Myofibroblasten getriggert wird (Roy et al. 2003).

3.3 Therapeutisch nutzbare HBO-Effekte bei chronischen Wundheilungsstörungen

Die wichtigsten Effekte der HBO-Anwendung bei chronisch nicht-heilenden Wunden stellen die Einflüsse der Hyperoxygenation auf die Gefäß- und Gewebeneubildung dar. Zudem profitieren hypoxische Wunden durch eine gesteigerte mikrobielle Abwehr und Reduktion des Wundödems infolge Vasokonstriktion von der HBO (Mathieu 2006).

3.4 Induktion von Angiogenese und Vaskulogenese

Bezüglich der Revaskularisation chronischer Wunden zeigen aktuelle experimentelle Studien, dass die HBO durch Induktion einer vermehrten Produktion und Freisetzung von VEGF zu einer Steigerung der Angiogenese führt. Es ist bekannt, dass die niedrige Sauerstoffkonzentration in chronischen Wunden einen Stimulus für die VEGF-Freisetzung aus Makrophagen und Fibroblasten darstellt, weshalb man annehmen könnte, dass die Angiogenese alleine auf die Anwesenheit eines hypoxischen Milieus zurückzuführen ist. Jedoch zeigt sich vor allem aus klinischen Beobachtungen, dass eine prolongierte Gewebeischämie und arterielle Hypoxämie zu einer gestörten und langsamen Wundheilung führen, wohingegen eine Hyperoxygenierung die Wundheilung antreibt (Hopf et al. 2005; Sheikh et al. 2000). So konnte im Tierexperiment nach fünftägiger HBO-Anwendung bei 2,1 ATA (90 min, 2xtgl.) in der HBO-Gruppe eine Steigerung der VEGF-Konzentration von 42 % gegenüber der Kontrollgruppe verzeichnet werden (Sheikh et al. 2000). In einem ähnlichen Experiment zeigte sich nach 14 HBO-Anwendungen bei 1,0 bis 3,0 ATA in allen Gruppen bezogen zur Kontrollgruppe eine signifikante Steigerung der Angiogenese, wobei sowohl in den reinen HBO-Gruppen als auch in denen mit zusätzlicher VEGF-Applikation ein Ceilingeffekt bei 2,0 bis 2,5 ATA zu beobachten war und eine weitere Steigerung des Umgebungsdruckes auf 3,0 ATA sogar zur Abnahme der Angiogeneserate führte (Hopf et al. 2005). Interessanterweise blieben in beiden Untersuchungen die Laktatkonzentrationen im Wundgebiet trotz Hyperoxygenation konstant (Hopf et al. 2005; Sheikh et al. 2000). Laktat führt über die Stabilisierung der Hypoxie-induzierten Faktoren zur Erhöhung der VEGF-Konzentration in Endothelzellen und Sekretion aus Makrophagen und bewirkt zudem einen Anstieg der Kollagensynthese, welche für die Blutgefäßneubildung hinsichtlich des Widerstands der Gefäße gegen den Druck des Blutflusses essentiell ist (Wahl et al. 2009). Die HBO beeinflusst somit die Laktatkonzentration der Wunde nicht, wodurch letztlich ein weiterer Stimulus der Angiogenese und der Wundheilung erhalten bleibt.

Ein weiterer Mechanismus der HBO in der Gefäßneubildung konnte in experimentellen Untersuchungen an kultivierten humanen Endothelzellen aus Umbilicalvenen dargestellt werden. Unter hyperbarer Oxygenation wurde ein deutlicher Anstieg des Angiopoetin 2 verzeichnet, welcher über einen eNOS-abhängigen zellulären Transduktionsweg abläuft. Durch die Bindung von Ang-2 an den Tie2-Rezeptor resultiert über die Auflösung von Bindungen zwischen Endothel- und perivaskulären Stützzellen eine Destabilisierung der Gefäßwand. Eine gemeinsame Expression von VEGF und Ang-2 führt an dieser Stelle zur Proliferation und Aussprossung von Endothelzellen aus dem präexistenten Gefäß und in weiterer Folge zu intensivierten Angiogenese. Bei alleinig hohen Ang-2-Levels ohne weitere Wachstumssignale ist hingegen eine gesteigerte Apoptose von Endothelzellen mit daraus resultierender Gefäßregression zu beobachten (Lin et al. 2002; Schliemann 2002).

Entgegen früher wissenschaftlicher Meinung zeigen neuere Untersuchungen, dass die Gefäßneubildung neben der Angiogenese aus präexistenten Gefäßen auch über eine post-embryonale Vaskulogenese, basierend auf der Mobilisation und Differenzierung von endothelialen Progenitorzellen (EPC) und nachfolgender de-novo-Gefäßentstehung anzunehmen ist. EPCs sind im Knochenmark eingebettet und können bei Bedarf in die Blutzirkulation mobilisiert werden. Unter physiologischen Bedingungen ist die Konzentration freier EPCs relativ gering. Als Antwort auf Trauma und Ischämie, beides Faktoren der Wundenstehung, werden jedoch vermehrt EPCs aus dem Knochenmark mobilisiert und zur Differenzierung und Akkumulation im Wundgebiet angeregt (Liu und Velazquez 2008). Diese EPC-Mobilisationskaskade beginnt mit der hypoxie-induzierten Freisetzung von VEGF-A aus der Peripherie mit anschließender Aktivierung der knochenmarkständigen endothelialen Stickstoffmonoxidoxidase, woraus ein Anstieg von NO im Knochenmark resultiert. Als Folge dieses NO-Anstiegs werden vermehrt EPCs aus dem Knochenmark freigesetzt (Gallagher et al. 2007).

In experimentellen Laborstudien zeigte sich, dass im diabetischen Wundsetting sowohl die Konzentration der biologisch aktiven, phosphorylierten eNOS und folglich auch die Anzahl und Funktion der EPCs reduziert ist. So wurde bei diabetischen Mäusen gegenüber einer Kontrollgruppe eine Reduktion der frei zirkulierenden endothelialen Vorläuferzellen um 50 % beobachtet (Gallagher et al. 2007).

Im physiologischen Sinne resultiert die NO-mediierte Freisetzung der EPCs als Antwort auf eine Gewebehypoxie. Interessanterweise konnte gezeigt werden, dass auch eine Hyperoxie einen, wenngleich auch nicht physiologischen Stimulus der EPC-Mobilisation über den NO-Mechanismus darstellt. Es existiert daher ähnlich wie bei der VEGF-Freisetzung ein Paradoxon in der Aktivierung der Stickstoffmonoxidoxidase, ausgelöst sowohl durch Hypo- als auch Hyperoxie (Gallagher et al. 2007; Liu und Velazquez 2008).

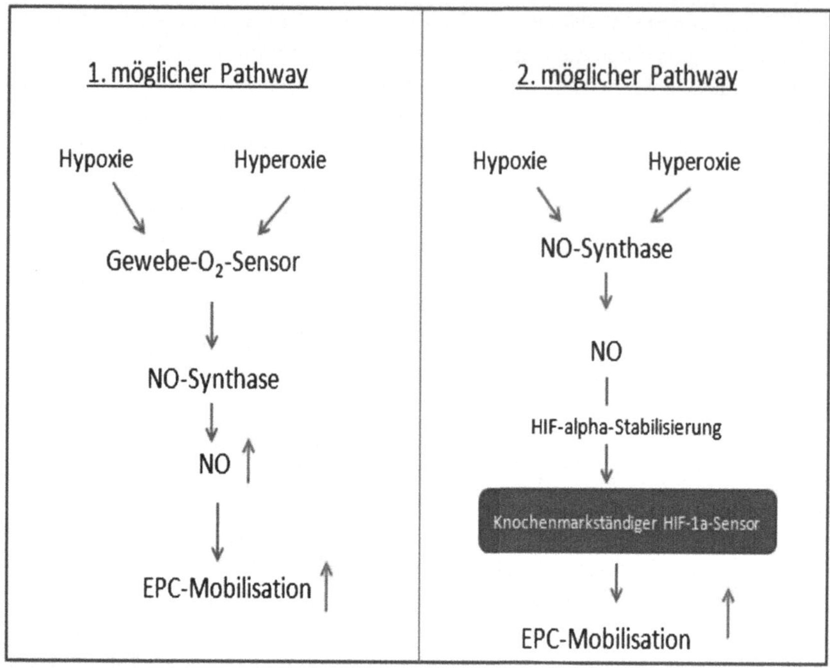

Abb. 3.2 Mögliche Mechanismen der EPC-Freisetzung durch Hypo- und Hyperoxie, abgeleitet aus Liu et al 2008. (Liu und Velazquez 2008)

Wie Abb. 3.2 zeigt, wird derzeit von zwei potentiellen Mechanismen der EPC-Mobilisation ausgegangen. So könnte einerseits über einen zellulären Sauerstoffsensor eine Veränderung der Normoxie festgestellt werden, die zur Aktivierung der NOS führt oder andererseits über derzeit unbekannte Signaltransduktionswege eine Aktivierung der NOS erfolgen (Liu und Velazquez 2008).

In einer experimentellen Studie von Gallagher et al. 2007 am Wundmodell diabetischer Mäuse konnte durch eine HBO bei 2,4 ATA ($100\%O_2$, 90 min) eine 800-fache Steigerung der NO-Konzentration im Knochenmark verzeichnet werden. Zudem zeigten die mit Hyperoxie behandelten Mäuse eine signifikante, 5-fache Steigerung der frei zirkulierenden EPCs. Obgleich durch Zytokine wie G-CSF auch ein Anstieg der peripheren EPC-Konzentration erfolgt, zeigt diese Form der Progenitorzellmobilisation zugleich eine gesteigerte Freisetzung von Leukozyten, wodurch Entzündungsreaktionen verstärkt werden. Durch die HBO war jedoch eine alleinige Steigerung der endothelialen Vorläuferzellen zu beobachten, ohne

Beeinflussung der Zellzahl frei zirkulierender Entzündungszellen (Gallagher et al. 2007).

Falls jedoch die in die Zirkulation mobilisierten EPCs nicht in ausreichender Weise das betroffene Wundareal erreichen, bleiben die klinisch nutzbaren HBO-Effekte suboptimal. Dies mag unter anderem die unterschiedlichen Ergebnisse einer alleinigen HBO-Anwendung bei Wundheilungsprozessen erklären. Das für das Homing der EPCs zum Wundgebiet verantwortliche Zytokin SDF-1α wird in ischämischen Geweben hochreguliert. Im diabetischen Wundmodell zeigte sich jedoch eine verminderte Expression von SDF-1α. In der Gallagher-Studie konnte eine alleinige HBO das Homing der EPCs kaum beeinflussen. Bei zusätzlicher Verabreichung von SDF-1α resultierte eine 5-fache Steigerung der am Wundgebiet vorherrschenden EPCs, was auf einen synergistischen Effekt beider Anwendungen hinweist. Zudem war auch die EPC-Freisetzung bei der Kombination von HBO und SDF-1α um das 11-fache erhöht. So konnte bereits 3 Tage nach Wundsetzung in der HBO+SDF-1α-Gruppe eine Verkleinerung der Wunde um 75 % gegenüber einer Verkleinerung von 20 % in der Kontrollgruppe beobachtet werden (Gallagher et al. 2007; Liu und Velazquez 2008). Die Verstärkung des EPC-Homings durch SDF-1 alpha und HBO ist in Abb. 3.3 dargestellt:

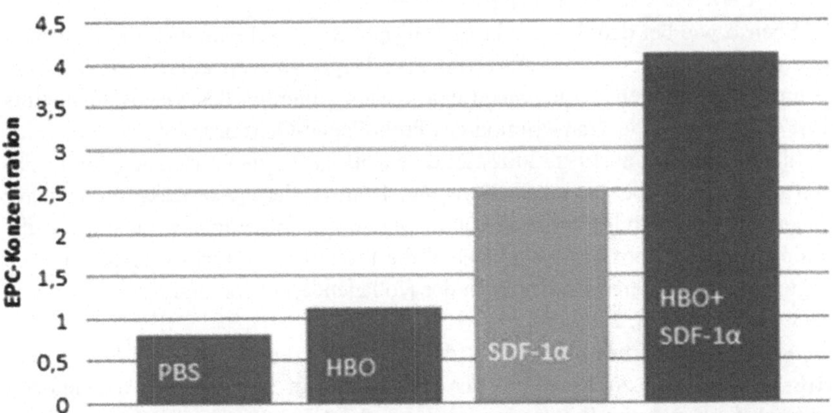

Abb. 3.3 EPC-Homing am Wundgebiet durch HBO und SDF-1α, abgeleitet aus Gallagher et al. 2007 (Gallagher et al. 2007)

3.5 Steigerung der Kollagenisierung und Wundkontraktion

Neben der Revaskularisation stellt auch die Ausbildung eines Granulationsgewebes mit zunehmender Kollagenisierung einen entscheidenden Prozess der Wundheilung dar. Nach Gewebeverletzung mit konsekutiver Fibroblastenaktivierung und Migration zum Wundgebiet, erfolgen die Proliferation der Zellen und die Produktion von Kollagen, Elastin und Proteoglykanen (Brismar et al. 1997). Zur post-translationalen Hydroxylierung von Prolin und Lysin im Kollagenmolekül sowie zur Kollagenquervernetzung sind Fibroblasten auf eine Sauerstoffkonzentration von mindestens 30–40 mmHg angewiesen. In vitro zeigte sich, dass die Fibroblastenproliferationsrate durch die HBO dosisabhängig zunimmt, wobei das Proliferationsmaximum bei pO_2-Werten um 1875 mmHg entsprechend einer HBO bei 2,4 ATA zu verzeichnen ist (Rodriguez et al. 2008; Tandara und Mustoe 2004).

Experimentelle Untersuchungen an Gewebebiopsien nicht-diabetischer und diabetischer Patienten konnten mit zunehmender Hyperoxygenierung ebenso eine dosisabhängige Steigerung der Fibroblastenkonzentration nachweisen. Eine Stunde nach HBO zeigte das Biopsat der Nicht-Diabetiker bei 2,5 ATA, das der Diabetiker bei 2,0 ATA das Maximum der Fibroblastenproliferation. Gegenüber der Vergleichsgruppe konnte dabei eine Steigerung der Fibroblastenkonzentration von 43–63 % erreicht werden (Brismar et al. 1997).

Ebenso wie bei den Revaskularisierungsprozessen scheint auch die Kollagensynthese einem Wechselspiel aus Hypoxie und Hyperoxie zu unterliegen. So konnte unter hypoxischen Bedingungen eine Hochregulierung des Wachstumsfaktors TGF-β1, welcher die Transkription des Prokollagen-Gens antreibt, nachgewiesen werden (Falanga et al. 1991, 2002). Andererseits ist für die Freisetzung von Kollagen aus der Zelle über die bereits erwähnten Hydroxylierungsprozesse molekularer Sauerstoff nötig (Rodriguez et al. 2008). Die Schlussfolgerung daraus ist, dass die initiale Gewebshypoxie im Wundgebiet die Prokollagensynthese steigert, jedoch zugleich den limitierenden Faktor in der Kollagendeposition und Quervernetzung darstellt (Hopf et al. 2005).

Auf zellulärer Ebene zeigt sich, dass die HBO durch die Beeinflussung der HIF-1α-Expression zur Reduktion der Apoptoserate im ischämischen Wundmodell beiträgt. So konnte im Rattenexperiment bei 2,4 ATA (90 min, 1xtgl.) eine signifikante Reduktion der HIF-1α-Expression beobachtet werden. HIF-1α führt über zelluläre Transduktionsprozesse zur Aktivierung der Caspasen 3 und 9 sowie zur Sequestrierung antiapoptotischer Faktoren der Bcl-2-Familie und so zur zellulären Apoptose. Durch die Reduktion apoptotischer Faktoren, wie p53, Bnip3 sowie der Caspase 3 und gleichzeitiger Zunahme der antiapoptischen Bcl-2-Proteine steigert die HBO das antiapoptotisch/apoptotische Proteinverhältnis im Wundgebiet. Des

Weiteren führt die HBO über eine signifikante Reduktion der Neutrophileninfiltration und Abnahme der COX-2-Aktivität zur Reduktion der Inflammation der Wunde. So trägt die HBO auf zellulärer Basis einerseits über die Reduktion der Apoptose und andererseits über die Abnahme der Wundentzündung zur verbesserten Wundheilung bei (Zhang et al. 2008).

HBO beim diabetischen Fußsyndrom 4

Das diabetische Fußsyndrom (DFS) stellt eine Hauptkomplikation von Patienten mit Diabetes mellitus dar und ist eine der führenden Ursachen für Krankenhauseinweisungen von Diabetikern. Bis zu 25 % aller Diabetiker entwickeln ein diabetisches Fußulkus und bei mehr als 50 % der Patienten mit DFS muss innerhalb von 4 Jahren nach Diagnosestellung mit einer Amputation gerechnet werden. Gegenüber Nichtdiabetikern weisen Patienten mit Diabetes mellitus ein bis zu 50-fach erhöhtes Amputationsrisiko auf (Häring et al. 2011; Lawall und Reike 2009; Lobmann 2011).

Im Zentrum der Erkrankung stehen chronische Fußläsionen auf der Basis einer diabetischen Polyneuropathie, erhöhten plantaren Fußdrücken sowie einer diabetischen Mikro- und Makroangiopathie. Bei mehr als 35 % der diabetischen Fußulcera liegt dabei eine kombinierte Neuro- und Angiopathie zu Grunde. Bei fast allen Fußläsionen ist ein Bagatelltrauma durch überhöhte Druckbelastung, zu enges Schuhwerk, Fremdkörper oder Brandblasen durch Wärmeschäden zu erheben, Einflüsse, die der Patient aufgrund einer herabgesetzten Oberflächensensibilität und Schmerzempfindung oft wochenlang nicht wahrnimmt. Durch eine bakterielle Infektion der Wunden resultiert eine rasche Gewebezerstörung, welche sich aufgrund der herabgesetzten Immunabwehr des diabetischen Patienten rasch ausbreitet und nicht selten in einem septischen Zustandsbild enden kann. Hinzukommt, dass bei Diabetikern meist eine gestörte Wundheilung auf zellulärer Ebene vorliegt. Hierzu zählen neben einer Störung der Blutviskosität und Mikrozirkulation auch eine reduzierte Infektabwehr durch herabgesetzte Granulozytenfunktion sowie eine verminderte Proliferation von Fibroblasten mit konsekutiver Deposition qualitativ minderwertiger Kollagenmatrix. Ebenso ist durch veränderte Zytokin- und Proteaseprofile sowie reduzierte Sekretion von Wachstumsfaktoren die Koordination der geordneten Wundheilung gestört (Häring et al. 2011; Lawall und Reike 2009; Lobmann 2011).

© Springer Fachmedien Wiesbaden 2016

D. Maurer, *Hyperbare Oxygenation bei Wundheilungsstörungen*, essentials,

DOI 10.1007/978-3-658-11735-1_4

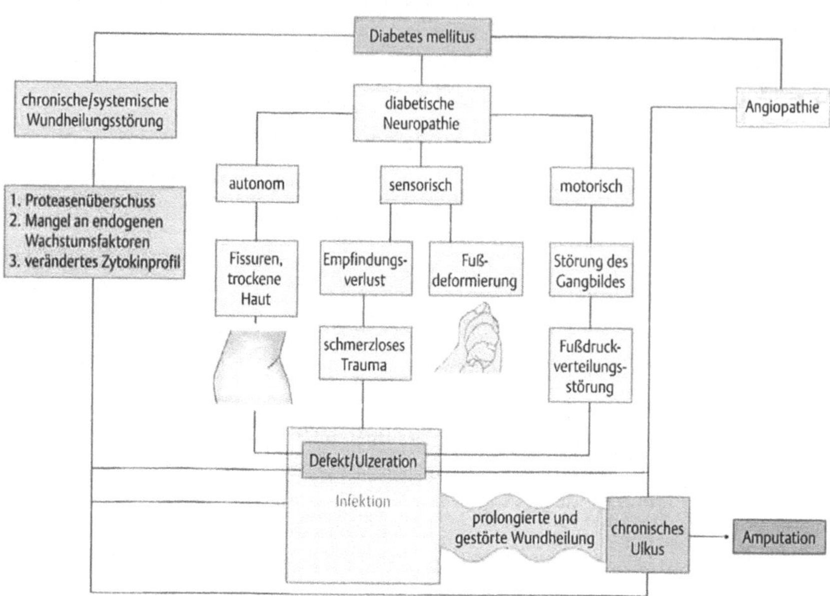

Abb. 4.1 Kausalkette der Entstehung chronische diabetischer Fußulcera. (Häring et al. 2011)

Nachfolgende Abb. 4.1 verdeutlicht die pathogenetischen Abläufe bei der Entstehung eines chronisch diabetischen Fußulkus.

Typischerweise stellt das diabetische Ulkus eine kreisrunde Läsion mit hyperkeratotischem Randwall dar, welches sich vor allem an klassisch prädisponierten Stellen mit erhöhter Druckbelastung manifestiert. Bei Sondierung des Ulkus zeigt sich trotz teilweise oberflächlich blandem Defekt eine deutliche Tiefenausdehnung der Läsion mit subklinischer Begleitinfektion des umgebenden Gewebes. Das klinische Erscheinungsbild ist dabei sehr variabel und abhängig vom Fortschreiten der Gewebedestruktion (Lobmann 2011).

Die Graduierung des diabetischen Fußulkus stellt eine entscheidende Vorbedingung für die Therapieplanung dar und erfolgt nach derzeitigem Stand anhand einer kombinierten Klassifikation nach Wagner und Armstrong. Dabei erfolgt zunächst eine Beurteilung der Ausbreitung des Fußulkus nach Wagner in 5 Graden, welche nachfolgend anhand der Begleitkomplikationen Infektion und Angiopathie von A bis D skaliert werden (Armstrong) (Lobmann 2011; Waldhäusl et al. 2004). Abbildung 4.2 gibt eine Übersicht über die Wagner-Armstrong-Klassifikation des diabetischen Fußsyndroms:

	0	1	2	3	4	5
A	Prä- oder postulzerative Läsion	Oberflächliche Wunde	Wunde bis zur Ebene von Sehne oder Kapsel	Wunde bis zur Ebene von Knochen oder Gelenk	Nekrose von Fußteilen	Nekrose des gesamten Fußes
B	mit Infektion					
C	mit Ischämie					
D	mit Infektion und Ischämie					

Abb. 4.2 Klassifikation des diabetischen Fußsyndroms nach Wagner/Armstrong. (Lobmann 2011)

Die Standardtherapie des diabetischen Fußsyndroms erfolgt nach den Prinzipien Infektionsbehandlung, Wundbehandlung, mechanische Entlastung sowie vaskuläre Diagnostik und Therapie (Waldhäusl et al. 2004). Wesentliche Voraussetzung für die Heilung chronischer Fußulcera ist eine konsequente Druckentlastung des betroffenen Fußes. Initial ist ein radikales chirurgisches Debridement mit konsequenter Nekrosektomie zur Entfernung von devitalisiertem und infiziertem Gewebe und nachfolgender Granulationsinduktion unerlässlich (Lobmann 2011). Zur Infektionsabwehr wird eine systemische Antibiose in Abhängigkeit vom Schweregrad des infizierten Ulkus per os oder intravenös verabreicht. Durch stimulierende Wundauflagen wie Hydrokolloide oder Alginate wird in der Granulationsphase die Wundheilung unterstützt (Lobmann 2011; Waldhäusl et al. 2004). Bei hämodynamisch relevanten Gefäßstenosen ist zur Vermeidung einer drohenden Amputation eine interventionelle oder operative Revaskularisation indiziert, wobei je nach Bedarf angioplastische Verfahren, Gefäßbypass oder lokale Thrombolysen durchgeführt werden (Lawall und Reike 2009; Waldhäusl et al. 2004). Als ultima ratio wird bei der Behandlung des diabetischen Fußes die Amputation herangezogen. Dabei stellt die fersenerhaltende Minor-Amputation eine strategische Maßnahme zur Erhaltung des Beines und statischer Belastung des Restfußes dar und wird im Gegensatz zur proximal der Malleolengabel durchgeführten Major-Amputation nicht als Therapieversagen gewertet (Lawall und Reike 2009).

Tab. 4.1 HBO-Effekte bei Wundheilungsprozessen

HBO-Effekte bei Wundheilungsprozessen – molekulare Wirkmechanismen	
Förderung von Angiogenese und Vaskulogenese	Anstieg der VEGF-Produktion (vascular endothelial growth factor)
	Anstieg des Ang-2 (Angiopoetin 2)
	vermehrte Freisetzung von EPC (endotheliale Progentiorzellen) und Homing am Wundgebiet über SDF-1α (stroma cell derived factor 1 alpha)
Steigerung der Rekollagenisierung und Quervernetzung von Wunden	Steigerung der Fibroblastenkonzentration und Ausdifferenzierung zu Myofibroblasten
	posttranslationelle Hydroxylierung von Prolin und Lysin im Kollagenmolekül
Hemmung von Apoptose und Entzündungsprozessen	Hemmung pro-apoptotischer Faktoren (p53, HIF-1alpha, Caspase 3 und 9, Bnip3) und Anstieg anti-apoptotischer Faktoren (Bcl-2-Proteine)
	Hemmung der COX-2-vermittelten Entzündungsreaktion
	Hemmung der Leukozyteninfiltration ins Wundgebiet

Die Rationale für die Anwendung der hyperbaren Oxygenation bei der Behandlung des diabetischen Fußsyndroms ergibt sich aus den positiven Einflüssen der Gewebehyperoxygenation auf die verschiedenen Phasen der Wundheilung. Zentrale Angriffspunkte der HBO stellen dabei die Akzeleration der Angiogenese und Vaskulogenese, die Förderung der Kollagenproduktion, die Ödemreduktion im Gewebe, sowie eine Steigerung der mikrobiellen Abwehr dar. Bereits seit den 1970er Jahren wird die HBO bei der Behandlung chronischer, nicht-heilender Ulcera diabetischer Patienten herangezogen. Es liegen positive Ergebnisse in zahlreichen Fallberichten und retrospektiven Studien vor (Duzgun et al. 2008; Faglia et al. 1996; Kessler et al. 2003).

Die wissenschaftliche Grundlage für einen HBO-Einsatz liefern die in Kap. 3 beschriebenen experimentellen Ergebnisse über den Einfluss der HBO auf Wundheilungsprozesse. In folgender Tab. 4.1 sind jedoch die wichtigsten HBO-Effekte bei der Behandlung chronischer Wunden nochmals übersichtlich zusammengefasst.

4.1 Klinische Datenlage

In rezenten klinischen Studien wird vor allem der Einfluss der HBO auf das Erreichen einer vollständigen Ulkusabheilung sowie auf die Notwendigkeit von Major-Amputationen untersucht. Bei den meisten Studien der letzten Jahre erfolgte der

Einschluss von Patienten, bei denen trotz adäquater Standardtherapie die diabetischen Ulcera über einen Zeitraum von mehr als 6 Wochen keine Heilungstendenz zeigten (Abidia et al. 2003; Faglia et al. 1996; Kalani et al. 2002; Kessler et al. 2003; Londahl et al. 2010). Bezüglich der Wagner-Klassifikation des diabetischen Fußsyndroms wies der Großteil der Patienten diabetische Ulcera im Stadium 2 bis 4 auf (Duzgun et al. 2008; Faglia et al. 1996; Faglia et al. 1998; Kaya et al. 2009; Londahl et al. 2010).

Bei der Betrachtung der Ulkusabheilung zeigt sich, dass in den mit HBO therapierten Gruppen eine vollständige Ausheilung in 60–76 % der Fälle erreicht werden konnte, wohingegen nur 0–48 % der mit Standardtherapie behandelten Patienten einen kompletten Verschluss des Ulkus aufwiesen (Duzgun et al. 2008; Kalani et al. 2002). In der derzeitig den höchsten Evidenzgrad aufweisenden, doppelblinden, placebo-kontrollierten Studie von Löndahl et al. 2010, bei welcher die Kontrollgruppe mit hyperbarer Luft behandelt wurde, war die Anzahl der komplett abgeheilten Ulcera in der HBO-Gruppe im 1-Jahres-Follow-up um 34 % signifikant höher als in der Placebogruppe (Londahl et al. 2010). Die Heilungsraten des DFS unter HBO im Vergleich zur non-HBO-Gruppe zeigt nachfolgende Abb. 4.3.

Noch deutlichere Ergebnisse waren in der Studie von Duzgun et al. 2008 zu verzeichnen, bei welcher der Unterschied hinsichtlich der Heilungsraten zwischen der HBO und non-HBO Gruppe bei 66 % lag (Duzgun et al. 2008). Anhand der Untersuchungen von Abidia et al. 2003 wurde zudem ersichtlich, dass im 1-Jahres-Follow-up der Benefit der HBO persistiert und die Reduktion der Wundfläche in der HBO-Gruppe stärker als in der non-HBO-Gruppe verläuft. Dies weist darauf

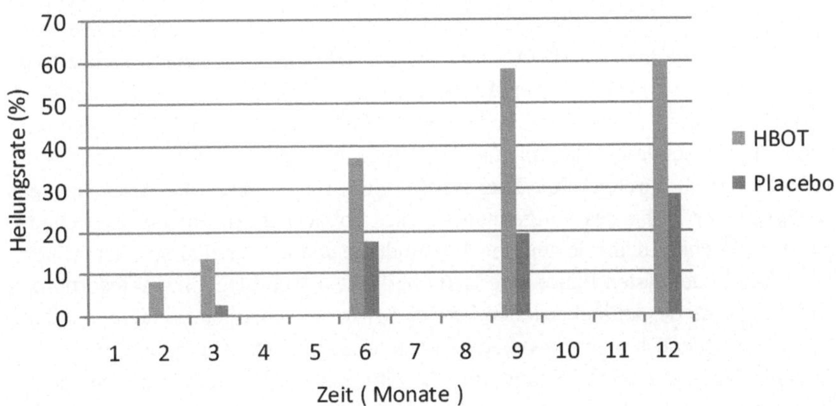

Abb. 4.3 Heilungsraten DFS HBO vs. Placebo im 1-Jahres-Follow-up, abgeleitet aus Londahl et al. 2010. (Londahl et al. 2010)

hin, dass durch die HBO Wundheilungsprozesse induziert werden, welche auch unter normoxischen Bedingungen weiterhin auf einem höheren Level ablaufen. Dieser Effekt scheint neben der Beeinflussung verschiedener Signaltransduktionswege vor allem auf einer verbesserten Mikrozirkulation im Wundgebiet als Folge einer via HBO getriggerten Vaskularisierung zu beruhen, wodurch ein höheres Oxygenationslevel im Gewebe erreicht wird und länger anhält (Abidia et al. 2003; Faglia et al. 1996).

Hinsichtlich der Amputationsraten zeigt sich, dass durch eine zur Standardtherapie additiven HBO die Anzahl an Major-Amputationen signifikant gesenkt werden kann. So waren in den Studien von Duzgun et al. 2008 sowie Faglia et al. 1996 und 1998 die Amputationszahlen in den non-HBO Gruppen mit 33–34 % deutlich über denen der HBO-Gruppen mit 0–12,9 % (Duzgun et al. 2008; Faglia et al. 1996, 1998). Zudem waren bei der Duzgun-Studie in der HBO-Gruppe 40 % weniger Minor-Amputationen notwendig als in der Gruppe mit Standardtherapie (Duzgun et al. 2008). Lediglich die Studien von Löndahl et al. 2010 sowie Abidia wiesen in den HBO-Gruppen gleich viel oder mehr Amputationen auf. Die Ergebnisse beider Studien hinsichtlich des Parameters Amputation blieben jedoch ohne statistische Signifikanz (Abidia et al. 2003; Londahl et al. 2010).

In der nachfolgenden Tab. 4.2 sind die Ergebnisse der klinischen Studien der letzten 17 Jahre bezüglich des HBO-Einsatzes beim diabetischen Fußsyndrom zusammengefasst:

4.2   HBO-Schema beim diabetischen Fußsyndrom

In Bezug auf das HBO-Schema lässt sich anhand der aktuellen Studienlage erkennen, dass die meisten HBO-Therapien bei 2,4 – 2,5 ATA, einer Tauchzeit von 90 min und 1 – 2 mal täglicher Anwendung durchgeführt werden (Abidia et al. 2003; Faglia et al. 1996, 1998; Kalani et al. 2002; Kaya et al. 2009; Kessler et al. 2003). Ein besonderes Therapiekonzept wurde bei den Studien von Faglia et al. 1996 und 1998 durchgeführt. Hier erfolgt eine Abstimmung des HBO-Schemas bezüglich der Höhe des Umgebungsdruckes sowie der Anzahl der Anwendungen pro Woche auf die jeweiligen Entzündungsphasen der diabetischen Ulcera. So wurde in der ersten Phase eine HBO bei 2,5 ATA und täglicher Wiederholung zur Steigerung des antibakteriellen Effekts sowie zur schnellen Wiederherstellung einer ausreichend hohen Gewebeoxygenation angewandt. Die zweite Phase der Therapie hingegen lief zur Stimulation der Fibroblastenaktivität für die reparativen Wundheilungsschritte lediglich bei 2,2 – 2,4 ATA und nur 5-maliger Anwendung pro Woche ab (Faglia et al. 1996, 1998). Unter dem Aspekt, dass das Maximum der

Tab. 4.2 Klinische Studienergebnisse HBO bei diabetischem Fußsyndrom

Autoren	St.D.	DFS-W	Patienten-anzahl HBO/non-HBO		Ulkusheilung (komplett) %		Amputation %		HBO-Schema	HBO-Anzahl	Ergebnisse
Löndahl et al. 2010	RCT	3–4	48	42	61	27	6,3(M)	2,4 (M)	2,5 ATA, 85 min, 1xtgl.	35–40	Signifikant höhere Anzahl an kompletten Wundheilungen in der HBO-Gruppe
											Verdoppelung der Rate vollständig geheilter Ulcera in der HBO-Gruppe im 1 Jahres-Follow up
Duzgun et al. 2008	RCT	2–4	50	50	66	0	8(m) 0(M)	48(m) 34(M)	2-3ATA, 90 min, 1–2 xtgl.	30–45	Signifikant höhere Anzahl an kompletten Wundheilungen in der HBO-Gruppe
											signifikante Reduktion der Minor- und Majoramputationsrate in der HBO-Gruppe
											bei allen HBO-Patienten Majoramputation vermeidbar
Kaya et al. 2008	CS	2–5	184	0	62,5	n.a.	15,7(m) 4,9(M)	n.a.	2,4ATA, 90 min, 1-2xtgl.	39	lediglich 4,9 % Amputationen durch HBO bei Wagner 3–4 Ulcera
											Signifikante Korrelation zwischen Amputationsraten und dem Ulkusgrad nach Wagner

Tab. 4.2 (Fortsetzung)

Autoren	St.D.	DFS-W	Patienten-anzahl HBO/ non-HBO		Ulkusheilung (komplett) %		Amputation %		HBO-Schema	HBO-Anzahl	Ergebnisse
Abidia et al. 2003	RCT	2	8	8	62,5	12,5	12,5(m) 12,5(M)	12,5 (M)	2,4ATA, 90 min, 1xtgl.	30	Signifikant höhere Anzahl an kompletten Wundheilungen in der HBO-Gruppe im 1-Jahres-Follow-up
											Verkleinerung der Wundfläche in 100 % der HBO-Patienten gegenüber 52 % der non-HBO-Patienten
											Deutliche Reduktion von VW in der HBO-Gruppe (33,75 HBO vs. 136,5 non-HBO)
											Einsparung von 3712 € Behandlungskosten pro Patient durch die HBO im 1-Jahres-Follow-up
Kessler et al. 2003	RCT	1–3	15	13	n.a.	n.a.	n.a.	n.a.	2,5 ATA, 90 min, 2xtgl	20	Signifikante Steigerung des pO_2 im Wundgebiet von 22 auf 454 mmHg nach der 1.HBO und auf 549 mmHg nach der 20.HBO
											Signifikante Reduktion der Ulkusfläche in der HBO-Gruppe um durchschnittlich 41,8 % im Vergleich zur Kontrollgruppe mit 21,7 %

Tab. 4.2 (Fortsetzung)

Autoren	St.D.	DFS-W	Patienten-anzahl HBO/ non-HBO		Ulkusheilung (komplett) %		Amputation %		HBO-Schema	HBO-Anzahl	Ergebnisse
Kalani et al. 2001	NRCT	>2	17	21	76	48	12	33	2,5 ATA, 90 min, 1xtgl	40–60	Deutlich höhere Anzahl an kompletten Wundheilungen in der HBO-Gruppe [n.s.] Deutlich weniger Amputationen in der HBO-Gruppe [n.s.] Deutliche Kostenersparnis durch HBO im Vergleich zu Amputationskosten
Faglia et al. 1998	RCS	2–4	51	64	n.a.	n.a.	12,9	32,7	2,5ATA, 90 min, 1xtgl. (Entzündungsphase) 2,2–2,4 ATA, 90 min, 1xtgl. (reparative Phase)	32±11	Signifikant weniger Amputationen in der HBO-Gruppe

Tab. 4.2 (Fortsetzung)

Autoren	St.D.	DFS-W	Patienten-anzahl HBO/ non-HBO		Ulkusheilung (komplett) %		Amputation %		HBO-Schema	HBO-Anzahl	Ergebnisse
Faglia et al. 1996	RCT	2–4	35	33	n.a.	n.a.	8,6	33,3	2,5ATA, 90 min, 1xtgl. (Entzündungsphase) 2,2–2,4 ATA, 90 min, 1xtgl. (reparative Phase)	38±8	Signifikante Reduktion der Major-Amputationsrate in der HBO-Gruppe (vor allem bei Wagner-4-Ulcera) Signifikanter Anstieg des Gewebe-pO$_2$ in der HBO-Gruppe bei Entlassung im Vergleich zur non-HBO-Gruppe Durchschnittlicher Anstieg des Gewebe-pO$_2$ in der HBO-Gruppe auf 493,5 mmHg

Abkürzungen: *CS*: cohortstudy, *DFS-W*: diabetisches Fußsyndrom (Wagner-Klassifikation), *M*: Majoramputation/*m* Minoramputation, *n.a*: nicht angegeben, *n.s.*: nicht signifikant, *St.D.*: Studiendesign, *RCT*: randomised controlled trial, *RCS*: retrospektive, klinische Studie, *VW*: Verbandswechsel und Wundrevision

Fibroblastenproliferation bei einem Umgebungsdruck von 2,0–2,4 ATA erreicht ist, erscheint aus physiologischer Sicht in der reparativen Wundheilungsphase eine HBO bei geringerem Umgebungsdruck durchaus sinnvoll (Brismar et al. 1997).

4.3   Patientenselektionskriterien zur HBO beim DFS

Um die Effektivität der HBO beim diabetischen Fußsyndrom maximal nutzen zu können, ist eine Selektion der Patienten, welche am meisten von der hyperbaren Oxygenation profitieren, unumgänglich. Unter Zuhilfenahme der Wagnerklassifikation scheinen vor allem Patienten mit diabetischen Ulcera der Stadien 3–4 den größten Benefit von der HBO zu erzielen (Niinikoski 2003). Die Grundlage jeglicher HBO-Wirkung ist das Erreichen eines ausreichend hohen Gewebssauerstoffpartialdrucks, welcher mit der nicht-invasiven transkutanen Oxymetrie vorab gemessen werden kann. Demnach ist eine Patientenselektion mittels einer diagnostischen transkutanen Oxymetrie unter hyperbaren Bedingungen die derzeit beste Methode um den Erfolg oder Misserfolg einer HBO vorab abschätzen zu können. Bei einem $TcPO_2$-Wert von unter 100 mmHg bei 2,5 ATA Druck scheint keine Verbesserung der Wundheilung durch die HBO zu resultieren, wohingegen bei mehr als 400 mmHg von einer hohen Wahrscheinlichkeit eines HBO-Benefits ausgegangen werden kann. Der Cut-off-Wert für die Selektion zur HBO kann daher bei einem $TcPO_2$ von 200 mmHg bei 2,5 ATA festgelegt werden (Niinikoski 2003).

4.4   Kostenersparnis bei der Behandlung chronischer Wunden

Aus ökonomischer Sicht zeigt sich, dass eine zur Standardtherapie additive HBO eine durchaus kostengünstige Therapieoption darstellt. So konnte bei der Studie von Abidia et al. eine Kostenersparnis im 1-Jahres-Follow-up von etwa 3700 € pro Patient verzeichnet werden. Dies begründet sich vor allem darin, dass durch die HBO die Anzahl der erforderlichen Wundrevisionen und Verbandswechsel in der Nachbehandlung gegenüber der Kontrollgruppe signifikant gesenkt werden konnte (Abidia et al. 2003). Unterstrichen wird dies durch die Ergebnisse von Kalani et al. 2001, bei welchen sich die Kosten für 40–60 HBO-Anwendungen auf etwa 7000– 10.500 € beliefen und daher unter einem Viertel der Kosten einer Majoramputation lagen (Kalani et al. 2002).

Zusammenfassend kann festgestellt werden, dass durch die aktuellen randomisierten, kontrollierten Studien ein hoher Evidenzgrad für die Anwendung der

HBO beim DFS vorliegt. Jedoch sollte die HBO als komplementäre Therapieform mit genauer Patientenselektion herangezogen werden und nicht als Alternative zur Standardtherapie verstanden werden. Zudem soll vor allem hinsichtlich der Optimierung des Gewebssauerstoffpartialdrucks primär die Möglichkeit einer interventionellen oder operativen Revaskularisierung evaluiert werden, bevor die Patienten einer zusätzlichen HBO vorgestellt werden (Faglia et al. 1996; Kalani et al. 2002; Niinikoski 2003).

HBO bei chronischen strahleninduzierten Weichteil- und Knochenschäden

5

Chronische Strahlenfolgen stellen Schäden an Geweben mit geringem Zellumsatz, so genannten spät reagierenden Geweben dar und treten definitionsgemäß erst ab 90 Tagen nach Bestrahlung auf. Zu den betroffenen Geweben zählen in erster Linie Binde-, Muskel-, und Knochengewebe sowie die Weichteilgewebe des Gastrointestinal- und Urogenitaltraktes. Aufgrund des meist irreversiblen, progressiven und schwer therapierbaren Verlaufs sind die chronischen Strahlenfolgen eine von Strahlentherapeuten sehr gefürchtete Nebenwirkung der Radiatio (Jain 2009; Kauffmann et al. 2011; Reiser et al. 2011).

5.1 Pathophysiologie chronischer Radionekrosen

Die Pathogenese der chronischen Strahlenschäden stellt eine Summation der Effekte der Bestrahlung auf Blutgefäße, Weichteilgewebe und Knochen dar. Auf vaskulärer Ebene führt die Bestrahlung zur Schwellung, Degeneration sowie Nekrose des Gefäßendothels, woraus eine Verdickung der Gefäßwand, erhebliche Lumeneinengung und konsekutive Gefäßthrombosierung entsteht. Im Zentrum dieser Gefäßveränderungen stehen dabei die proliferative Endarteriitis sowie nekrotisierende Vaskulitis, wobei vor allem Arteriolen und Kapillaren den größten Gefäßschaden aufweisen (Jain 2009; Kauffmann et al. 2011).

Neben den Gefäßveränderungen treten einerseits durch eine beschleunigte Ausreifung von Fibroblasten andererseits als Folge eines niedrigen Sauerstoffgradienten im Gewebe gesteigerte Fibrosierungen auf. So beträgt die Sauerstoffkonzentration im Zentrum der bestrahlten Region nur mehr 5–10 mmHg. Zudem führt die Bestrahlung zur direkten Schädigung der Mucosazellen des Gastrointestinal- und Urogenitaltraktes mit daraus resultierender Gastroenteritis bzw. Zystitis. Auf knöcherner Ebene resultiert neben der Destruktion der periostalen Blutgefäße eine

© Springer Fachmedien Wiesbaden 2016

D. Maurer, *Hyperbare Oxygenation bei Wundheilungsstörungen*, essentials,

DOI 10.1007/978-3-658-11735-1_5

Verschiebung des Gleichgewichts der Osteoblasten- und Osteoklastenaktivität in Richtung Knochenabbau, woraus eine zunehmende Osteoporose und Osteonekrose folgt (Jain 2009; Kauffmann et al. 2011).

Als Folge der Veränderungen an Gefäßen, Weichteil- und Knochengewebe und dem Ausbleiben der primären Wundheilung resultiert ein Zustand der als das „3-H-Modell" bezeichnet wird und aus den Komponenten Hypovaskularität, Hypoxie und Hypozellularität besteht (David et al. 2001; Degener et al. 2012).

5.2 Rationale für die HBO-Anwendung bei der Radionekrose

Die Rationale für die Anwendung der HBO bei chronischen, nicht-heilenden Wunden hat auch bei der Radionekrose Gültigkeit. Der zentrale Ansatzpunkt der hyperbaren Sauerstofftherapie bei der Behandlung der Weichteil- und Knochenradionekrosen basiert auf der Neoangiogenese und Rekapillarisierung des Wundgebiets, ausgelöst durch den während der HBO erzeugten Sauerstoffgradienten zwischen Plasma und Gewebe. Durch den Anstieg des Sauerstoffpartialdrucks im Gewebe über das physiologische Oxygenationslevel hinaus, induziert die HBO eine gesteigerte Kollagenformation vom Wundrand her. Diese Kollagenneubildung wiederum unterstützt die Formation von neuen Blutgefäßen und führt zur schnelleren und effektiveren Reepithelialisierung der Strahlenulcera (Hampson et al. 2012; Jain 2009).

In experimentellen Untersuchungen an Kaninchen konnten Marx et al. bei den mit HBO behandelten Tieren eine 8 bis 9-fache Steigerung der Gefäßdichte im bestrahlten Gebiet gegenüber der Behandlung mit normobarem Sauerstoff nachweisen (Marx et al. 1990). Marx und Johnson führten bei Patienten mit Weichteilradionekrosen Gewebebiopsien vor und nach HBO-Anwendungen durch und konnten dabei in den post-HBO-Biopsien sowohl eine gesteigerte Kapillardichte als auch Fibroblastenanzahl feststellen (Marx und Johnson 1987). Thorn et al. konnten anhand transmukosaler Messungen der Sauerstoffkonzentration bei Patienten mit mandibulären Osteoradionekrosen nach 30 Anwendungen bei 2,4 ATA einen signifikanten Anstieg des Sauerstoffpartialdrucks von 20,4 mmHg auf bis zu 40 mmHg verzeichnen und so den Neovaskularisationseffekt der HBO bei chronischen Strahlenschäden bestätigen (Thorn et al. 1997).

Hinsichtlich der klinischen Anwendung der hyperbaren Oxygenation bei chronischen strahleninduzierten Knochen- und Weichteilschäden liegen rezente Ergebnisse vor allem bei der Behandlung der Osteoradionekrose des Unterkiefers sowie der hämorrhagischen Proktitis und Zystitis vor.

5.3   Die HBO in der Therapie der Osteoradionekrose

Die Osteoradionekrose (ORN) ist definiert als freiliegender und nekrotischer Knochen mit umliegendem ulzeriertem und nekrotischem Weichteilgewebe, bei einer Persistenz von mehr als drei Monaten nach Bestrahlung (Shaw und Dhanda 2011). Die wissenschaftliche Basis für die Anwendung der HBO bei der ORN stellt die retrospektive Studie von Marx und Myers 1990 bei 268 Patienten mit mandibulärer Osteoradionekrose dar. In der über einem Zeitraum von 8 Jahren geführten Studie konnte unter Anwendung des Marx-Protokolls bei 14 % der Patienten bereits in Phase 1 eine komplette Abheilung der ORN verzeichnet werden. In Phase 2 lag die Erfolgsrate bei 18 % und bei den Patienten, welche bis zur Phase 3 therapiert wurden, war schließlich bei 68 % eine komplette Remission zu verzeichnen (Myers und Marx 1990). Das von Marx eingeführte und verwendete Therapieschema (siehe Abb. 5.1) stellt einen dreistufigen multimodalen Behandlungsplan basierend auf der Kombination von ossärer Nekrektomie und hyperbarer Oxygenation dar (Shaw und Dhanda 2011). In Phase 1 des Protokolls werden alle Fälle von ORN des Kiefers mit täglicher HBO bei 2,4 ATA für 90 min und begleitenden Wundspülungen therapiert. Ausgenommen davon sind ORN mit kutanen Fisteln, pathologischen Frakturen sowie Fälle mit Knochenabsorption am unteren Mandibularand. Diese Patienten werden direkt der Behandlungsphase 3 zugeordnet. Nach den initialen 30 HBO-Anwendungen werden bei Besserung des klinischen Befundes weitere 10 Tauchgänge vollzogen. Bei fehlender Besserung geht der als non-Responder klassifizierte Patient in Phase 2 über. In diesem Stadium wird eine transorale, alveoläre Sequestrektomie durchgeführt und der Patient anschließend 10 weiteren HBO-Sitzungen unterzogen. Liegt trotz der Therapie in Phase 2 eine Wunddehiszenz vor, wird der Patient der Therapiephase 3 zugeführt. Dabei wird nach 30 HBO-Behandlungen eine transorale, partielle Kieferresektion mit anschließender extraskeletaler oder mandibulo-maxillärer Fixation durchgeführt. Anschließend werden weitere 10 HBO-Sitzungen vollzogen. Schließlich erfolgt in der Phase 3R die Rekonstruktion des Kiefers mit anschließender Rehabilitation. Zehn postoperative HBO-Anwendungen und eine 8-wöchige Kieferfixation runden die Therapie in Phase 3R ab (Jain 2009; Shaw und Dhanda 2011). Einschränkend muss jedoch erwähnt werden, dass bis dato kein Konsensus über das optimale HBO-Schema bei der ORN herrscht und viele Zentren vom Marxprotokoll mit 30 prä- und 10 postoperativen HBO-Sitzungen bei 2,4 ATA abweichen. Zudem stellt dieses Schema mit bis über 100 HBO-Sitzungen ein sehr langes und kostenintensives Behandlungskonzept dar, dessen Durchführbarkeit nicht selten durch die Non-Compliance des Patienten begrenzt wird (Shaw und Dhanda 2011). Folgende Abb. 5.1 zeigt

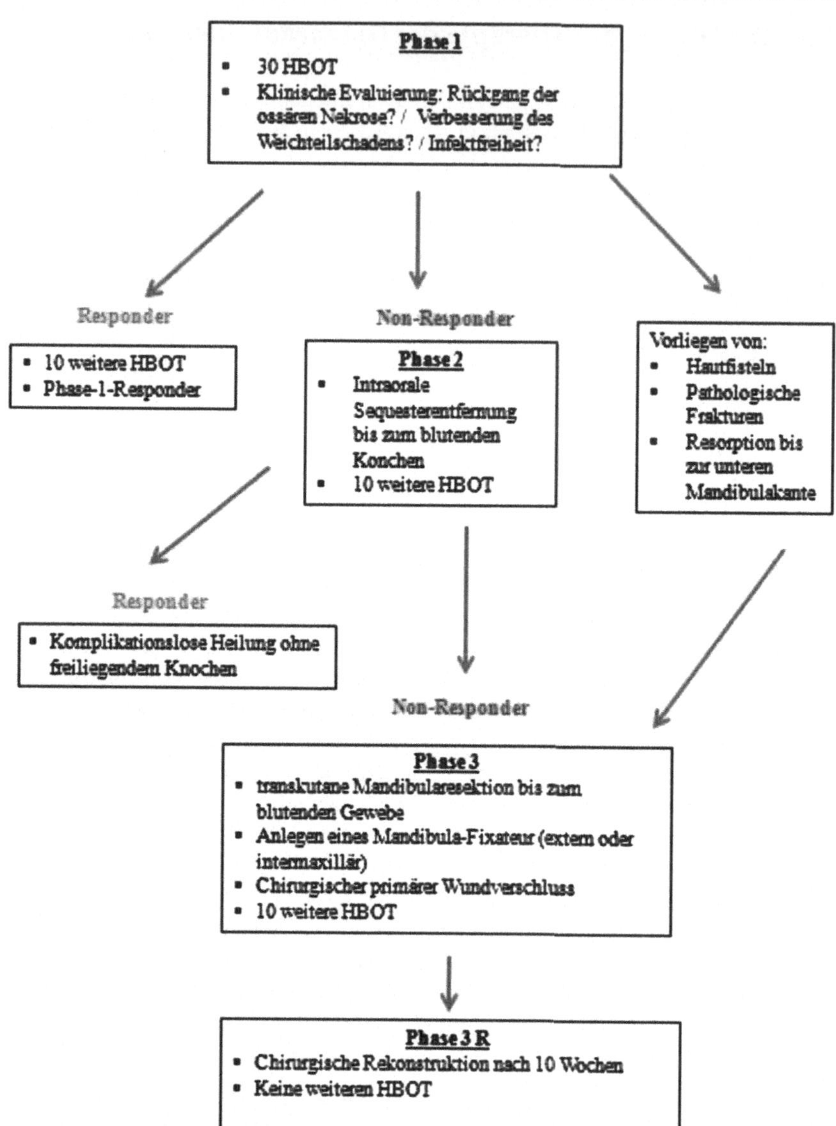

Abb. 5.1 Marx-Protokoll bei der Behandlung der mandibulären ORN, abgeleitet aus Pitak-Arnnop et al. (2008)

einen schematischen Überblick über das Marx-Protokoll bei der Behandlung der mandibulären ORN:

In einer aktuellen prospektiven Studie von Hampson et al. 2012 wurden 62 Patienten mit mandibulärer ORN mit 20–30 präoperativen sowie 10 postoperativen HBO-Sitzungen bei 2,36 ATA und 90-minütiger Dauer therapiert. Dabei konnte bei 73 % der Fälle nach durchschnittlich 40 Sitzungen eine komplette Abheilung der ORN verzeichnet werden. Bei weiteren 21 % war eine Verbesserung des klinischen Befundes um 50–90 % zu erzielen. Unter demselben Therapiekonzept wurden 166 Patienten mit erforderlichen Zahnextraktionen oder anderen kieferchirurgischen Interventionen am bestrahlten Unterkiefer behandelt. Hier lag die Rate komplett abgeheilter ORN bei 92 % und die 50–90 %ige Befundbesserung bei 8 % (Hampson et al. 2012). Ähnliche Ergebnisse konnten 2001 in einer retrospektiven Studie von David et al. verzeichnet werden. Hier lagen die Heilungsraten in Phase 1 bei 36,8 %, in Phase 2 bei 57,9 % sowie bei 91,7 % der Fälle in Phase 3. Gemäß dem Marxprotokoll wurden hier 20–40 präoperative sowie 14–20 postoperative HBO-Anwendungen durchgeführt. Folgende Tab. 5.1 fasst die Ergebnisse der Hampson- sowie David-Studie zusammen:

Im Gegensatz zu den positiven Ergebnissen von Hampson et al. und David et al. spricht sich die derzeit einzige, randomisierte, Placebo-kontrollierte, doppel-

Tab. 5.1 Studienergebnisse HBO bei ORN. (David et al. 2001; Hampson et al. 2012)

Studienergebnisse	Hampson et al. 2012)	David et al. 2001
Komplette Heilung	73%	36,8% (Phase 1) 90,0% (Phase 2) 91,7% (Phase 3)
Befundbesserung	21%	57,9% (Phase 1) 5,0 % (Phase 2) 0,0% (Phase 3)
Kein Therapieerfolg	5%	5,3% (Phase 1) 5,0% (Phase 2) 8,3% (Phase 3)

Anmerkung:

Hampson-Studie: ➔ Komplette Heilung: 90-100% Besserung des klinischen Befundes
➔ Befundbesserung: 50-89% Besserung des klinischen Befundes
➔ Kein Therapieerfolg: <50% Besserung des klinischen Befundes

David-Studie: Erfolgsparameter der Studie: 1. Kein freiliegender Knochen
2. Verschluss von initialen Fisteln
3. Asymptomatischer Status

➔ Komplette Heilung: 3 von 3 Parametern erfüllt
➔ Befundbesserung: 1-2 von 3 Parametern erfüllt
➔ Kein Therapieerfolg: 0 von 3 Parametern erfüllt

blinde Studie bei der ORN-Therapie gegen die HBO aus. In der von Annane et al. 2004 durchgeführten Studie an 12 Universitätskliniken konnte bei insgesamt 68 analysierten Patienten kein signifikanter Benefit der HBO bei der Behandlung der mandibulären Osteoradionekrose beobachtet werden. Die Heilungsraten lagen im 1 Jahres-Follow up in der Placebogruppe mit 32 % über den in der HBO-Gruppe (19 %), weshalb die Studie vorzeitig abgebrochen wurde (Annane et al. 2004). Jedoch ist diese Studie mit einigen Fehlern belastet, weshalb deren Evidenzgrad in der Literatur kontrovers diskutiert wird. Neben ungenauen Einschlusskriterien hinsichtlich der Definition der ORN wurden Patienten mit pathologischen Frakturen vorab ausgeschlossen. Des Weiteren lagen bei lediglich 38 der 68 untersuchten Patienten tatsächlich Teile der Mandibula frei, weshalb die Interpretation der Studie eventuell nur auf 38 tatsächliche ORN-Fälle zu stützen ist. Die größte Schwäche der Studie findet sich jedoch im gewählten Behandlungskonzept. Zwar wurde das Marx-Protokoll mit 30 prä- und 10 postoperativen HBO-Anwendungen hinsichtlich der Wiederholungen befolgt, jedoch wurden anstatt einmal täglicher HBO-Anwendung zwei Tauchgänge pro Tag vollzogen. Dieses Vorgehen wird in früheren publizierten Arbeiten nicht unterstützt. Zudem wurde die Notwendigkeit einer chirurgischen Intervention als Versagen der HBO gewertet. Gemäß dem Marx-Protokoll und früheren Untersuchungen ist die HBO bei der Behandlung der ORN additiv zur chirurgischen Sequestrektomie bzw. Kieferteilresektion zu verstehen und sollte nicht als singuläre Therapieform indiziert werden (Annane et al. 2004; Mathieu 2006; Shaw und Dhanda 2011).

5.4   Die HBO in der Behandlung der chronisch-refraktären Strahlen-Proktitis

Für die Behandlung der chronisch-refraktären Strahlen-Proktitis liegt die derzeit bezüglich des HBO-Einsatzes den höchsten Evidenzgrad aufweisende Studie vor. Clarke et al. untersuchten 2008 in einer randomisierten, kontrollierten, doppelblinden Crossover-Studie mit Langzeit-Follow-up den Einfluss der hyperbaren Oxygenation gegenüber Placebo bei Patienten mit strahleninduzierter Proktitis (Clarke et al. 2008). Die chronische Proktitis stellt mit einer Inzidenz von 4–22 % eine nicht seltene Komplikation bei therapeutischer Radiatio des Beckens, vor allem im Rahmen der Bestrahlung des Prostatakarzinoms dar (Clarke et al. 2008; Jain 2009). Klinisch präsentiert sich die Strahlenproktitis nach einer Latenz von etwa 3 Jahren post Radiatio vor allem mit rezidivierenden gastrointestinalen Blutungen, Diarrhoe, analer Inkontinenz und anorektalen Schmerzen (Clarke et al. 2008; Jain

2009). Nach durchschnittlich 30–40 HBO-Anwendungen bei 2,0 ATA und 90-mi-nütiger Dauer konnten in der HBO-Gruppe eine Heilung bzw. deutliche klinische Besserung bei 88,9 % erreicht werden. In der Placebo-Gruppe, welche bei 1,1 ATA und 21 %O_2-Gehalt therapiert wurde, lag dieser Wert lediglich bei 62,5 %. Zudem wurde eine Evaluierung der Studienergebnisse hinsichtlich der Lebensqualität sowie anhand des SOMA-LENT-Scores durchgeführt. Der SOMA-LENT-Score stellt eine Klassifikation aller durch onkologische Therapiemaßnahmen ausgelöster Spätfolgen dar. Unter dem Akronym SOMA („subjective, objective, management and analytic categories") werden neben der subjektiven Symptombeschreibung durch den Patienten und objektiven klinischen Befunden auch die Beschreibung der Therapierbarkeit von eingetretenen Nebenwirkungen sowie Analyseverfahren zur Quantifizierung und Validierung eingetretener Spätfolgen (z. B. bildgebende Verfahren wie MRT und CT) erfasst (Wannenmacher et al. 2006). Je nach Schwere der Symptomatik bzw. klinischen Befunde sowie Aufwand der therapeutischen Maßnahme wird der LENT-Score („late effects of normal tissue") in 4 Schweregrade eingeteilt und jedem Parameter 0–4 Punkte vergeben. Nach Summation der Punkte und Teilung durch die Anzahl der Parameter wird der SOMA-LENT-Score erzielt (Clarke et al. 2008). Aufgrund der standardisierten Anwendung, Genauigkeit und Reproduzierbarkeit ist die SOMA-LENT-Klassifikation besonders für multizentrische Studien geeignet und ermöglicht eine objektive Vergleichbarkeit der Studienergebnisse (Clarke et al. 2008). In der nachfolgenden Tab. 5.2 sind die Ergebnisse der Clark-Studie hinsichtlich der Parameter SOMA-LENT-Score, klinischem Befund, sowie Lebensqualität zusammengefasst:

Tab. 5.2 HBO bei chronischer Strahlenproktitis – Studienergebnisse Clarke et al. 2008

Clarke et al. 2008	Studienergebnisse
SOMA-LENT-Score	Signifikant stärkere Reduktion des SOMA-LENT-Score in der HBO-Gruppe HBO: Reduktion um 5 Punkte/Placebo: Reduktion um 2,61 Punkte Angleichung der Gruppenergebnisse nach Cross-over
Klinischer Befund	Partielle oder vollständige Remission in der HBO-Gruppe bei 88,9 % Partielle oder vollständige Remission in der Placebo-Gruppe bei 62,5 %
Lebensqualität	Deutliche Verbesserung der darmspezifischen Lebensqualität in der HBO-Gruppe Reduktion der gastrointestinalen Beschwerden um 14 % Besserung der Darmfunktion um 9 % Angleichung der Gruppenergebnisse nach Cross-over

Weitere, deutliche Besserung sowohl des SOMA-LENT-Scores als auch der Lebensqualität im 1–5 Jahres-Follow-up

5.5 Die HBO in der Behandlung der hämorrhagischen Strahlenzystits

Die hämorrhagische Strahlenzystitis ist mit einer Inzidenz von 3–6,5 % eine nicht seltene Komplikation der Radiotherapie von Prostatakarzinomen, wobei ihr Auftreten zwischen 6 Monaten und 20 Jahren nach abgeschlossener Strahlenbehandlung liegen kann (Corman et al. 2003; Degener et al. 2012). Das klinische Bild der hämorrhagischen Strahlenzystitis ist geprägt von rezidivierenden Hämaturien sowie dysurischen Beschwerden wie Harndrang und Schmerzen im Urogenitaltrakt (Degener et al. 2012; Jain 2009). Histologisch finden sich bei Blasenbiopsien neben einem ausgeprägten Mucosaödem und Teleangiektasien auch eine obliterative Endarteritis mit submukosalen Einblutungen sowie Fibrosierung der glatten Muskulatur (Jain 2009). Die Standardtherapie der hämorrhagischen Zystitis beinhaltet neben einer initialen Blasenspülung die intravesikale Instillation mit Hyaluronsäure, Prostaglandinen, Silbernitrat und Formalin. Aufgrund des begrenzten Langzeiteffekts sind diese Anwendungen jedoch oft von limitiertem Erfolg. Als ultima ratio kann bei Versagen der konservativen Therapie eine selektive Embolisation hypogastrischer Arterien, die Harnableitung sowie Zystektomie herangezogen werden (Corman et al. 2003; Degener et al. 2012). Nicht selten sind Patienten mit schweren Verläufen und ausgeprägten anämischen Zuständen auf die Gabe von Blutkonserven angewiesen (Bevers et al. 1995). Die HBO stellt eine relativ neue Alternative bei der Behandlung rezidivierender oder interventionell nicht beherrschbarer Hämaturie dar. Sie ist die einzige Therapieform, welche durch Triggerung der Neovaskularisation und Schaffung eines ausreichend hohen Gewebssauerstoffpartialdrucks den durch die Radiatio entstandenen Gefäß- und Urothelschaden kausal therapieren kann (Bevers et al. 1995; Degener et al. 2012).

In der aktuellen klinischen Studienlage wird als Parameter für den Erfolg der HBO bei der chronischen Strahlenzystitis der vollständige oder partielle Rückgang der makroskopischen Hämaturien festgelegt (Bevers et al. 1995; Chong et al. 2005; Corman et al. 2003; Degener et al. 2012). So konnte in einer prospektiven und zwei retrospektiven Kohorten-Studien eine komplette Remission der Hämaturie bei 35–77 % von insgesamt 162 Patienten verzeichnet werden (Bevers et al. 1995; Chong et al. 2005; Corman et al. 2003). Zudem war bei weiteren 17,5–45 % eine partielle Heilung der Strahlenzystits im Sinne eines Rückgangs der Häufigkeit und Intensität der Hämaturie zu beobachten (Bevers et al. 1995; Chong et al. 2005; Corman et al. 2003). Chong et al. zeigten, dass Patienten, welche binnen 6 Monaten nach Eintreten der ersten hämorrhagischen Symptome der HBO unterzogen wurden ein signifikant besseres Ansprechen auf die HBO und somit bessere Ergebnisse bezüglich des Rückgangs der Hämaturie als diejenigen Patienten, bei

Tab. 5.3 HBO bei hämorrhagischer Strahlenzystits – Studienergebnisse 1995–2005

Autoren	$n=$	HBO-Schema	HBO-Anzahl	Ergebnisse
Chong et al. 2005	60	2,36 ATA, 90 min; 1xtgl.	33 (9–63)	Komplette Remission der Hämaturie bei 35% Partielle Remission der Hämaturie bei 45% Signifikante Steigerung des Hämaturie-Rückgangs bei Initiierung der HBO binnen 6 Monate nach Symptombeginn (frühzeitige HBO: 96% vs. verspätete HBO: 66%)
Cormann et al. 2002	62	2,4 ATA, 90 min, 1xtgl.	33	Partielle oder vollständige Remission der Hämaturie bei 86% Komplette zystoskopisch-evaluierte Remission der Hämaturie bei 77% ($n=21$)
Bevers et al. 1995	40	3,0 ATA, 90 min, 1xtgl.	20–40	Komplette Remission der Hämaturie bei 75% Besserung der Hämaturie bei 17,5% Therapieversagen lediglich bei 7,5% Bei 90% der Patienten Zystektomie vermeidbar

Abkürzung: n Patientenanzahl

welchen die HBO erst nach 6-monatiger Symptomatik initiiert wurde, aufwiesen. Diese Ergebnisse zeigen, dass ein frühzeitiger Einsatz der HBO entscheidend den circulus vitiosus der chronischen Hypoxie und Gewebevernarbung durch Fibrosierungsprozesse unterbrechen kann und daher bei der chronisch hämorrhagischen Zystitis zu favorisieren ist (Chong et al. 2005). Nachfolgende Tab. 5.3 gibt einen Überblick über die Ergebnisse sowie das verwendete HBO-Schema und die durchschnittlichen Wiederholungen der aktuellen Studienlage:

Hinsichtlich der Evidenzlage ist jedoch einschränkend zu erwähnen, dass die meisten publizierten Berichte über die Anwendung der HBO bei der hämorrhagischen Strahlenzystits von geringer Kohortengröße, dem Fehlen von Kontrollgruppen sowie dem retrospektiven Design gekennzeichnet sind. Nicht nur deswegen stuft der gemeinsame Bundesausschuss der Ärzte und Krankenkassen in Deutschland anhand der derzeitigen Studienlage den Effekt der HBO bei der Behandlung der Strahlenzystitis als hypothetisch ein (Degener et al. 2012). Aus diesem Grund sind zur objektiven Evaluierung der Effektivität der HBO bei dieser Indikation gutdesignte, randomisierte, prospektive Studien, welche auch den Parameter der Lebensqualität, wie bei Clarke et al. 2008, miteinbeziehen, unumgänglich (Chong et al. 2005; Clarke et al. 2008).

Was Sie aus diesem Essential mitnehmen können

- Auf dem Gebiet der Wundheilung konnten in den letzten beiden Jahrzenten eine Reihe von neuen Erkenntnissen über die molekularen Wirkmechanismen der HBO erzielt werden. Zentrale HBO-Effekte in der Behandlung chronischer, nicht heilender Wunden sind demnach durch die Induktion von Angiogenese, de-novo-Vaskulogenese sowie Kollagensynthese gegeben. Interessanterweise besteht bei all diesen Mechanismen ein Wechselspiel aus Hypoxie und Hyperoxie, was als Sauerstoffparadoxon betitelt werden kann. Bei beiden Mechanismen der Gefäßneuentstehung erfolgt die Aktivierung der Stickstoffmonoxidoxidase sowohl durch Hypoxie als auch Hyperoxie. Auch die Kollagensynthese unterliegt diesem Wechselspiel, indem die Prokollagensynthese vor allem unter Hypoxie initiiert wird, die Hydroxylierung zum Kollagenmolekül jedoch hohe Sauerstoffkonzentrationen erfordert, wie sie oft nur unter hyperbaren Bedingungen erreicht werden können
- In der klinischen Anwendung zeigt die HBO beim diabetischen Fußsyndrom eine signifikante Reduktion von Minor- und Majoramputationen bei diabetischen Ulcera Grad 2–4 nach Wagner. Auch ist studienübergreifen ein signifikanter Anstieg an vollständigen Heilungsraten im Vergleich zur konventionell-chirurgischen Therapie zu beobachten. Nicht zuletzt trägt die HBO durch deutliche Reduktion von Verbandwechsel und Wunddebridement aus medizinisch-ökonomischer Sicht zur Einsparung von Behandlungs- und Folgekosten bei.
- Im Hinblick auf das HBO-Behandlungsschema lässt die aktuelle Datenlage zunehmend eine Abkehr vom Prinzip „möglichst viel Sauerstoff" hin zur druckbegrenzten HBO mit Abstimmung des Behandlungsdruckes auf die einzelnen Wundheilungsphasen erkennen. Vereinfacht ausgedrückt, sind in der Phase der Infektbekämpfung und Wundreinigung höhere Behandlungsdrücke zur Potenzierung der antibakteriellen Prozesse nötig. In den späteren Wundheilungsphasen der Proliferation- und Reparation sollte jedoch der Ceilingeffekt der Angio- und Kollagensynthese nicht überschritten werden.

© Springer Fachmedien Wiesbaden 2016
D. Maurer, *Hyperbare Oxygenation bei Wundheilungsstörungen*, essentials,
DOI 10.1007/978-3-658-11735-1

Weiterführende Literatur

Abidia, A., Laden, G., Kuhan, G., Johnson, B. F., Wilkinson, A. R., Renwick, P. M., Masson, E. A., & McCollum, P.T. (2003). The role of hyperbaric oxygen therapy in ischaemic diabetic lower extremity ulcers: A double-blind randomised-controlled trial. *European Journal of Vascular and Endovascular Surgery, 25*(6), 513–518. doi:10.1053/ejvs.2002.1911.

Annane, D., Depondt, J., Aubert, P., Villart, M., Gehanno, P., Gajdos, P., & Chevret, S. (2004). Hyperbaric oxygen therapy for radionecrosis of the jaw: A randomized, placebo-controlled, double-blind trial from the ORN96 study group. *Journal of Clinical Oncology, 22*(24), 4893–4900. doi:10.1200/JCO.2004.09.006.

Austrian wound assoziation. (2012). www.a-w-a.at.

Bevers, R. F., Bakker, D. J., & Kurth, K. H. (1995). Hyperbaric oxygen treatment for haemorrhagic radiation cystitis. *Lancet, 346*(8978), 803–805.

Breier, F., Walland, T., & Zikeli, M. (2008). In V. Kozon & N. Fortner (Hrsg.), *Wundmanagement und Pflegeinnovation – Wundambulanz, eine Perspektive?* Wien: ÖGVP Verlag.

Brismar, K., Lind, F., & Kratz, G. (1997). Dose-dependent hyperbaric oxygen stimulation of human fibroblast proliferation. *Wound Repair and Regeneration, 5*(2), 147–150. doi:10.1046/j.1524-475X.1997.50206.x.

Chong, K. T., Hampson, N. B., & Corman, J. M. (2005). Early hyperbaric oxygen therapy improves outcome for radiation-induced hemorrhagic cystitis. *Urology, 65*(4), 649–653. doi:10.1016/j.urology.2004.10.050.

Clarke, R. E., Tenorio, L. M., Hussey, J. R., Toklu, A. S., Cone, D. L., Hinojosa, J. G., Desai, S. P., Dominguez Parra, L., Rodrigues, S. D., Long, R. J., & Walker, M. B. (2008). Hyperbaric oxygen treatment of chronic refractory radiation proctitis: A randomized and controlled double-blind crossover trial with long-term follow-up. *International Journal of Radiation Oncology, Biology, Physics, 72*(1), 134–143. doi:10.1016/j.ijrobp.2007.12.048; 10.1016/j.ijrobp.2007.12.048.

Corman, J. M., McClure, D., Pritchett, R., Kozlowski, P., & Hampson, N. B. (2003). Treatment of radiation induced hemorrhagic cystitis with hyperbaric oxygen. *The Journal of Urology, 169*(6), 2200–2202. doi:10.1097/01.ju.0000063640.41307.c9.

David, L. A., Sandor, G. K., Evans, A. W., & Brown, D. H. (2001). Hyperbaric oxygen therapy and mandibular osteoradionecrosis: A retrospective study and analysis of treatment outcomes. *Journal Canadian Dental Association, 67*(7), 384.

Degener, S., Strelow, H., Pohle, A., Lazica, D. A., Windolf, J., Zumbe, J., et al. (2012). Hyperbaric oxygen in the treatment of hemorrhagic radiogenic cystitis after prostate cancer

© Springer Fachmedien Wiesbaden 2016

D. Maurer, *Hyperbare Oxygenation bei Wundheilungsstörungen,* essentials,

DOI 10.1007/978-3-658-11735-1

[Hyperbare Sauerstofftherapie bei hamorrhagischer Strahlenzystitis nach Prostatakarzinom]. *Der Urologe. Ausg. A., 51*(12), 1735–1740. doi:10.1007/s00120-012-3036-x; 10.1007/s00120-012-3036-x.

Druckkammerzentrum Traunstein (2014). Institut für hyperbare Sauerstoffbehandlung und Tauchmedizin am Klinikum Traunstein. www.druckkammerzentrum-traunstein.de. Zugegriffen: 30. Nov. 2014.

Duzgun, A. P., Satir, H. Z., Ozozan, O., Saylam, B., Kulah, B., & Coskun, F. (2008). Effect of hyperbaric oxygen therapy on healing of diabetic foot ulcers. *The Journal of Foot and Ankle Surgery, 47*(6), 515–519. doi:10.1053/j.jfas.2008.08.002.

Faglia, E., Favales, F., Aldeghi, A., Calia, P., Quarantiello, A., Oriani, G., Michael, M., Campagnoli, P., & Morabito, A. (1996). Adjunctive systemic hyperbaric oxygen therapy in treatment of severe prevalently ischemic diabetic foot ulcer. A randomized study. *Diabetes care, 19*(12), 1338–1343.

Faglia, E., Favales, F., Aldeghi, A., Calia, P., Quarantiello, A., Barbano, P., Puttini, M., Palmieri, B., Brambilla, G., Rampoldi, A., Mazzola, E., Valenti, L., Fattori, G., Rega, V., Cristalli, A., Oriani, G., Michael, M., & Morabito, A. (1998). Change in major amputation rate in a center dedicated to diabetic foot care during the 1980s: Prognostic determinants for major amputation. *Journal of Diabetes and its Complications, 12*(2), 96–102.

Falanga, V., Qian, S. W., Danielpour, D., Katz, M. H., Roberts, A. B., & Sporn, M. B. (1991). Hypoxia upregulates the synthesis of TGF-beta 1 by human dermal fibroblasts. *The Journal of Investigative Dermatology, 97*(4), 634–637.

Falanga, V., Zhou, L., & Yufit, T. (2002). Low oxygen tension stimulates collagen synthesis and COL1A1 transcription through the action of TGF-beta1. *Journal of Cellular Physiology, 191*(1), 42–50. doi:10.1002/jcp.10065.

Gallagher, K. A., Liu, Z. J., Xiao, M., Chen, H., Goldstein, L. J., Buerk, D. G., Nedeau, A., Thom, S. R., & Velazquez, O. C. (2007). Diabetic impairments in NO-mediated endothelial progenitor cell mobilization and homing are reversed by hyperoxia and SDF-1 alpha. *The Journal of Clinical Investigation, 117*(5), 1249–1259. doi:10.1172/JCI29710.

Hampson, N. B., Holm, J. R., Wreford-Brown, C. E., & Feldmeier, J. (2012). Prospective assessment of outcomes in 411 patients treated with hyperbaric oxygen for chronic radiation tissue injury. *Cancer, 118*(15), 3860–3868. doi:10.1002/cncr.26637; 10.1002/cncr.26637.

Häring, H.-U., Gallwitz, B., Müller-Wieland, D., Usadel, K.-H., & Mehnert, H. (2011). *Diabetologie in Klinik und Praxis* (6. vollständig überarbeitete Aufl.). Stuttgart: Thieme.

Hirner, A., & Weise, K. (2008). *Chirurgie* (2., überarbeitete Aufl.). Stuttgart: Thieme.

Hopf, H. W., & Rollins, M. D. (2007). Wounds: An overview of the role of oxygen. *Antioxidants & Redox Signaling, 9*(8), 1183–1192. doi:10.1089/ars.2007.1641.

Hopf, H. W., Gibson, J. J., Angeles, A. P., Constant, J. S., Feng, J. J., Rollins, M. D., Zamirul Hussain, M., & Hunt, T. K. (2005). Hyperoxia and angiogenesis. *Wound Repair and Regeneration, 13*(6), 558–564. doi:10.1111/j.1524-475X.2005.00078.x.

Indications for hyperbaric oxygen therapy – undersea and hyperbaric medical society. (2012). http://membership.uhms.org/?page=Indications.

Jain, K. K. (2009). *Textbook of hyperbaric medicine* (5th revised and updated edition). Göttingen: Hogrefe & Huber Publishers.

Kalani, M., Jorneskog, G., Naderi, N., Lind, F., & Brismar, K. (2002). Hyperbaric oxygen (HBO) therapy in treatment of diabetic foot ulcers. Long-term follow-up. *Journal of Diabetes and its Complications, 16*(2), 153–158.

Kauffmann, G., Sauer, R., & Weber, W. (2011). In R. Sauer (Hrsg.), *Radiologie* (4., völlig überarbeitete Aufl.). München: Elsevier/Urban und Fischer Verlag.

Kaya, A., Aydin, F., Altay, T., Karapinar, L., Ozturk, H., & Karakuzu, C. (2009). Can major amputation rates be decreased in diabetic foot ulcers with hyperbaric oxygen therapy? *International Orthopaedics, 33*(2), 441–446. doi:10.1007/s00264-008-0623-y.

Kessler, L., Bilbault, P., Ortega, F., Grasso, C., Passemard, R., Stephan, D., Pinget, M., & Schneider, F. (2003). Hyperbaric oxygenation accelerates the healing rate of nonischemic chronic diabetic foot ulcers: A prospective randomized study. *Diabetes care, 26*(8), 2378–2382.

Kranke, P., Bennett, M. H., Martyn-St James, M., Schnabel, A., & Debus, S. E. (2012). Hyperbaric oxygen therapy for chronic wounds. *Cochrane Database of Systematic Reviews* (Online), *4,* CD004123. doi:10.1002/14651858.CD004123.pub3.

Lawall, H., & Reike, H. (2009). Diabetic foot syndrome [Diabetisches Fusssyndrom]. *Der Internist, 50*(8), 936–944. doi:10.1007/s00108-009-2366-2.

Lin, S., Shyu, K. G., Lee, C. C., Wang, B. W., Chang, C. C., Liu, Y. C., Huang, F. Y., & Chang, H. (2002). Hyperbaric oxygen selectively induces angiopoietin-2 in human umbilical vein endothelial cells. *Biochemical and Biophysical Research Communications, 296*(3), 710–715.

Lippert, H. (2012). *Wundatlas- Kompendium der komplexen Wundheilung* (3. Aufl.). Stuttgart: Thieme.

Liu, Z. J., & Velazquez, O. C. (2008). Hyperoxia, endothelial progenitor cell mobilization, and diabetic wound healing. *Antioxidants & Redox Signaling, 10*(11), 1869–1882. doi:10.1089/ars.2008.2121.

Lobmann, R. (2011). Diabetic foot syndrome [Das diabetische Fusssyndrom]. *Der Internist, 52*(5), 539–548. doi:10.1007/s00108-010-2733-z.

Londahl, M., Katzman, P., Nilsson, A., & Hammarlund, C. (2010). Hyperbaric oxygen therapy facilitates healing of chronic foot ulcers in patients with diabetes. *Diabetes Care, 33*(5), 998–1003. doi:10.2337/dc09-1754.

Marx, R. E., & Johnson, R. P. (1987). Studies in the radiobiology of osteoradionecrosis and their clinical significance. *Oral Surgery, Oral Medicine, and Oral Pathology, 64*(4), 379–390.

Marx, R. E., Ehler, W. J., Tayapongsak, P., & Pierce, L. W. (1990). Relationship of oxygen dose to angiogenesis induction in irradiated tissue. *American Journal of Surgery, 160*(5), 519–524.

Mathieu, D. (2006). In D. Mathieu (Hrsg.), *Handbook on hyperbaric medicine* (Auflage 2006). Dordrecht: Springer.

Myers, R. A., & Marx, R. E. (1990). Use of hyperbaric oxygen in postradiation head and neck surgery. *NCI Monographs, 9*(9), 151–157.

Niinikoski, J. (2003). Hyperbaric oxygen therapy of diabetic foot ulcers, transcutaneous oxymetry in clinical decision making. *Wound Repair and Regeneration, 11*(6), 458–461.

Pitak-Arnnop, P., Sader, R., Dhanuthai, K., Masaratana, P., Bertolus, C., Chaine, A., Bertrand, J. C., & Hemprich, A. (2008). Management of osteoradionecrosis of the jaws: An analysis of evidence. *European Journal of Surgical Oncology, 34*(10), 1123–1134. doi:10.1016/j.ejso.2008.03.014;10.1016/j.ejso.2008.03.014.

Reiser, M., Kuhn, F.-P., & Debus, J. (2011). *Duale Reihe – Radiologie* (3. vollständig überarbeitete und erweiterte Aufl.). Stuttgart: Thieme.

Rodriguez, P. G., Felix, F. N., Woodley, D. T., & Shim, E. K. (2008). The role of oxygen in wound healing: A review of the literature. *Dermatologic Surgery, 34*(9), 1159–1169. doi:10.1111/j.1524-4725.2008.34254.x.

Roy, S., Khanna, S., Wallace, W. A., Lappalainen, J., Rink, C., Cardounel, A. J., Zweier, J. L., & Sen, C. K. (2003). Characterization of perceived hyperoxia in isolated primary cardiac fibroblasts and in the reoxygenated heart. *The Journal of Biological Chemistry, 278*(47), 47129–47135. doi:10.1074/jbc.M308703200.

Rüttermann, M., Maier-Hasselmann, A., Nink-Grebe, B., & Burckhardt, M. (2013). Lokaltherapie chronischer Wunden bei Patienten mit pAVK, CVI und Diabetes mellitus. *Deutsches Ärzteblatt, 110*(3), 25–31. doi:10.3238/arztebl.2013.0025.

S3-Leitlinie 091-001: Lokaltherapie chronischer Wunden bei den Risiken CVI, PAVK und Diabetes mellitus. (2012). Deutsche Gesellschaft für Wundheilung und Wundbehandlung E. V. AWMF-online.

Schenk, E. (2007). *Hyperbare Sauerstofftherapie – HBO in der Behandlung chronischer wunden.* 1. Gemeinsame Jahrestagung Der Schweizerischen Und Österreichischen Gesellschaft Für Wundbehandlung, Bregenz.

Schliemann, C. (2002). *Expression der Angiopoietine und ihres Rezeptors tie-2 im Knochenmark von Patienten mit akuter myeloischer Leukämie.* Medizinische Fakultät der Westfälischen Wilhelms-Universität Münster.

Schreml, S., Szeimies, R. M., Prantl, L., Karrer, S., Landthaler, M., & Babilas, P. (2010). Oxygen in acute and chronic wound healing. *The British Journal of Dermatology, 163*(2), 257–268. doi:10.1111/j.1365-2133.2010.09804.x.

Schumpelick, V., Blesse, N., & Mommsen, U. (2006). *Kurzlehrbuch Chirurgie* (7. Aufl.). Stuttgart: Thieme.

Shaw, R. J., & Dhanda, J. (2011). Hyperbaric oxygen in the management of late radiation injury to the head and neck. part I: Treatment. *The British Journal of Oral & Maxillofacial Surgery, 49*(1), 2–8. doi:10.1016/j.bjoms.2009.10.036; 10.1016/j.bjoms.2009.10.036.

Sheikh, A. Y., Gibson, J. J., Rollins, M. D., Hopf, H. W., Hussain, Z., & Hunt, T. K. (2000). Effect of hyperoxia on vascular endothelial growth factor levels in a wound model. *Archives of Surgery* (Chicago, Ill.: 1960), *135*(11), 1293–1297.

Tandara, A. A., & Mustoe, T. A. (2004). Oxygen in wound healing-more than a nutrient. *World Journal of Surgery, 28*(3), 294–300. doi:10.1007/s00268-003-7400-2.

Thackham, J. A., McElwain, D. L., & Long, R. J. (2008). The use of hyperbaric oxygen therapy to treat chronic wounds: A review. *Wound Repair and Regeneration, 16*(3), 321–330. doi:10.1111/j.1524-475X.2008.00372.x.

Thorn, J. J., Kallehave, F., Westergaard, P., Hansen, E. H., & Gottrup, F. (1997). The effect of hyperbaric oxygen on irradiated oral tissues: Transmucosal oxygen tension measurements. *Journal of Oral and Maxillofacial Surgery, 55*(10), 1103–1107.

Wahl, P., Bloch, W., & Mester, J. (2009). Moderne Betrachtungsweisen des Laktats: Laktat ein überschätztes und zugleich unterschätztes Molekül. *Schweizerische Zeitschrift Für Sportmedizin Und Traumatologie, 53*(3), 100–107.

Waldhäusl, W.-K., Gries, F. A., & Scherbaum, W. A. (2004). *Diabetes in der Praxis* (3. vollständig überarbeitete und aktualisierte Aufl.). Berlin: Springer.

Wannenmacher, M., Debus, J., & Wenz, F. (2006). In M. Wannenmacher, J. Debus, & F. Wenz (Hrsg.), *Strahlentherapie* (1. Aufl.). Berlin: Springer.

Zhang, Q., Chang, Q., Cox, R. A., Gong, X., & Gould, L. J. (2008). Hyperbaric oxygen attenuates apoptosis and decreases inflammation in an ischemic wound model. *The Journal of Investigative Dermatology, 128*(8), 2102–2112. doi:10.1038/jid.2008.53.